汉竹 ● 健康爱家系列

向红丁

向红丁／主编
汉　竹／编著

糖尿病
巧算会吃

汉竹图书微博
http://weibo.com/hanzhutushu

读者热线
400-010-8811

江苏凤凰科学技术出版社 | 凤凰汉竹
全 国 百 佳 图 书 出 版 单 位

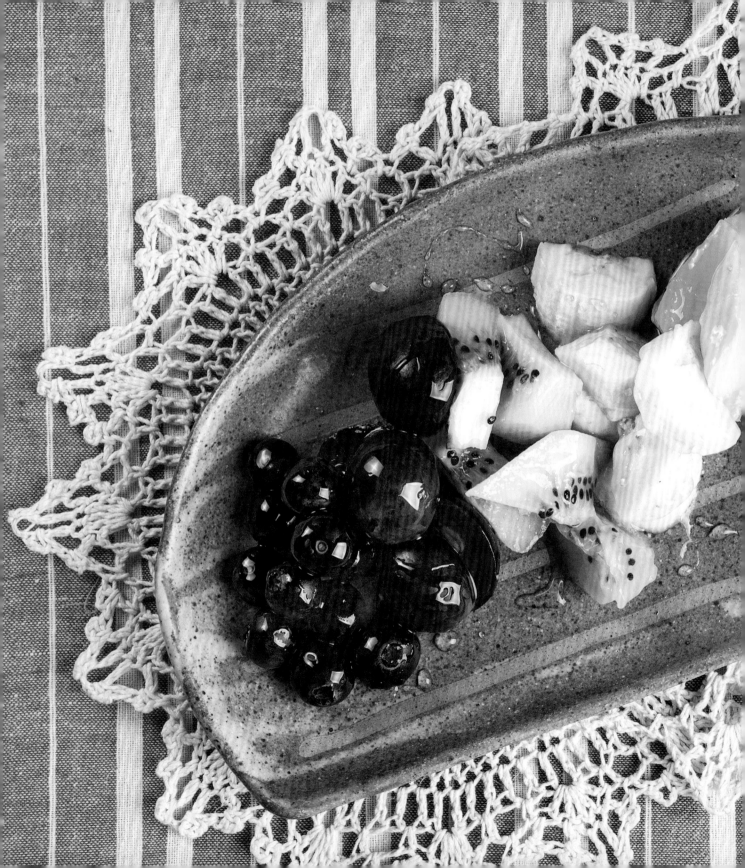

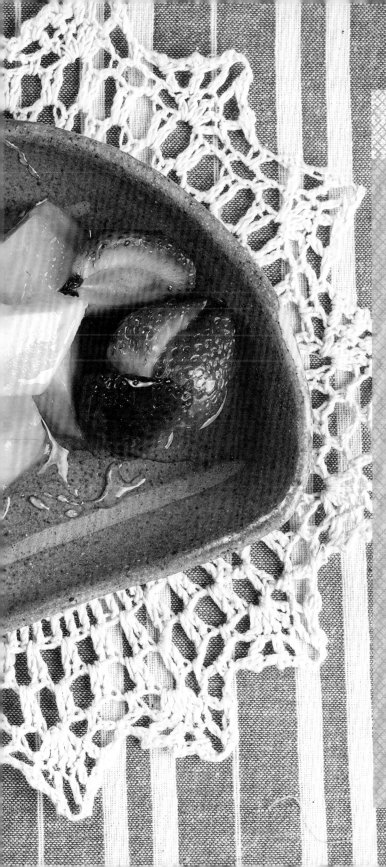

前言

得了糖尿病可怎么办？

一天三餐吃什么血糖才不会升高？

我要怎么确定我一天该吃多少东西？

哪些食物可以吃，哪些食物不能吃？

要怎么预防、治疗糖尿病并发症？

以上都是糖尿病患者最关心的问题，其实只要掌握了每种食物对于血糖的影响及每种并发症出现的原理、症状，我们就能找到控制和改善糖尿病及其并发症的方法。

本书详细介绍了日常生活中常见食材的营养功效、降糖原理、对并发症益处、营养成分分析等，教您掌握食材搭配的基本原则，快捷地掌握食物与营养、能量间的换算；打破糖尿病患者不敢吃的顾虑；教您如何简捷实用的计算食谱，使控制饮食不再是一句空话，真正让糖尿病患者吃得安心，吃得合理。

除此之外，本书还针对读者朋友关心的糖尿病并发症发病症状、治疗方法等相关知识进行了详尽阐述，让您全方位了解糖尿病，了解饮食疗法。

算对了，什么都能吃

算体重！

小测试：你的体形、体重符合标准吗？

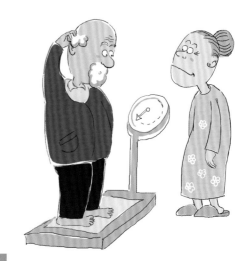

测试1 体重质量指数（BMI）

BMI= 体重（千克）÷ [身高（米）]^2

BMI 值	体重情况
<18.5	过轻
18.5~24	正常
24~28	超重
28~30	轻度肥胖
30~35	中度肥胖
≥ 35	重度肥胖

测试2 腰围测量

脂肪若堆积在腹部，将会比堆积在其他部位（如手臂、大小腿、臀部等）更容易增加慢性疾病的发病率，因此常用腰围来评估肥胖程度。

测量部位：肚脐以上 2.5 厘米处。

性别	腰围	腰围情况
男性	腰围 <90 厘米	正常
女性	腰围 <85 厘米	正常

测试3 体脂肪率测量

多用专业设备测量

性别	年龄	理想体脂肪率
男性	<30 岁	14%~20%
	>30 岁	17%~23%
女性	<30 岁	17%~24%
	>30 岁	20%~27%

测试4 体重测量

标准体重（千克）= 身高（厘米）− 105

用自己的实际体重除以标准体重，根据结果可判定自己的体重状况。

结果	判定
<80%	消瘦
80%~90%	偏轻
90%~110%	合理
110%~120%	超重
>120%	肥胖

算热量！

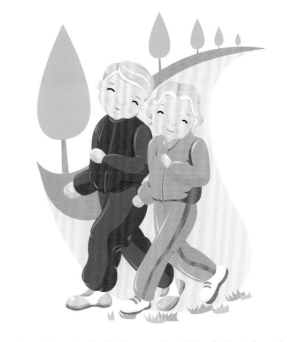

糖尿病患者控制饮食热量是关键，但是，控制热量并不意味着热量摄入越少越好，而是根据自己的体重和每天的活动量，计算出每天需要的合理热量，把热量控制在此范围内即可。如果热量摄入太少，不足以供给一天的能量消耗，会引起低血糖和糖尿病的一些并发症，得不偿失。

要计算每天的总热量，首先要明确计算能量的"二要素"，即体重和活动强度。根据这两个要素，可确定每天每千克理想体重所需要的热量。

计算活动强度

不同强度的活动所消耗的热量也不同，所以日常活动是计算热量摄入的一个重要依据。一般来说，在办公室工作、下棋、打牌、看电视、买菜等活动属于轻体力活动；周末大扫除、游泳、跳舞等活动属于中等体力活动；从事搬运、装卸工作，如建筑工，或是进行半个小时以上较激烈的球类运动等活动属于重体力活动。

成人糖尿病每天热能供给量（千卡／千克理想体重）

体重	卧床	轻体力活动	中体力活动	重体力活动
消瘦	20~25	35	40	40~45
正常	15~20	30	35	40
肥胖	15	20~25	30	35

我们可通过下面的例子来了解如何计算每天所需总热量。

例：一名没有并发症的糖尿病人，身高170厘米，体重80千克，65岁，已退休，平常从事轻体力活动。通过下面5个步骤可计算出他每天所需的热量。

步骤	案例分析
计算理想体重	理想体重 =170 – 105=65（千克）
判断体重肥胖或消瘦	该病人实际体重为80千克，超过理想体重20%以上，属肥胖
判断活动强度	该病人的活动强度为轻体力活动
根据体重和活动强度查出每千克理想体重需要的热量	每天每千克理想体重需要20~25千卡热量
计算总热量	总热量=22千卡／天·千克体重 × 理想体重65千克 =1400千卡／天

算食物交换份！

"食品交换份法"是将食物按照来源、性质分成几大类。同类食物在一定质量内所含的蛋白质、脂肪、碳水化合物和热量相似，不同类食物间所提供的热量也是相同的。

90 千卡热量（1 份）常见食物等值交换份表

主食					
大米 26 克	小米 25 克	糯米 26 克	薏米 25 克	高粱米 25 克	玉米 25 克
荞麦面 25 克	挂面 25 克	通心粉 25 克	绿豆 28 克	红豆 29 克	芸豆 29 克
干莲子 26 克	面粉 26 克	玉米面 26 克	燕麦片 25 克	油条 23 克	鲜玉米 85 克
黄豆类					
腐竹 20 克	黄豆 25 克	黄豆粉 25 克	豆腐皮 22 克	北豆腐 92 克	豆浆 642 克
蔬菜类					
大白菜 529 克	圆白菜 409 克	菠菜 375 克	油菜 500 克	芹菜 642 克	莴笋 642 克
西葫芦 500 克	番茄 474 克	苦瓜 474 克	冬瓜 818 克	黄瓜 600 克	韭菜 346 克
茄子 428 克	空心菜 450 克	茭白 400 克	苋菜 500 克	丝瓜 450 克	白萝卜 692 克
青椒 391 克	南瓜 409 克	菜花 600 克	绿豆芽 500 克	海带 99 克	洋葱 231 克
豇豆 310 克	芥蓝 474 克	胡萝卜 103 克	山药 161 克	藕 129 克	茼蒿 429 克

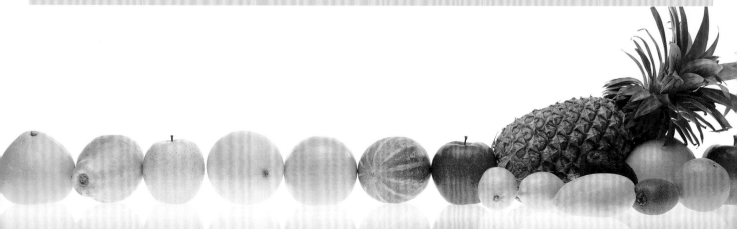

肉蛋类

五花肉 27 克	香肠 18 克	瘦猪肉 63 克	牛肉 72 克	鸡蛋 63 克	羊肉 44 克
排骨 32 克	鸭肉 38 克	带鱼 71 克	鲤鱼 83 克	黄花鱼 93 克	鲫鱼 83 克
虾 80 克	海参 115 克	黄鳝 89 克	鲜贝 117 克	鹌鹑蛋 56 克	松花蛋 51 克

水果类

香蕉 99 克	梨 205 克	桃 188 克	苹果 173 克	橙子 191 克	猕猴桃 161 克
葡萄 209 克	草莓 300 克	西瓜 360 克	李子 250 克	柑橘 176 克	柚子 219 克

奶类

脱脂奶粉 25 克	牛奶 167 克	奶酪 25 克	羊奶 160 克	无糖酸奶 130 克

油脂类

花生油 10 克	香油 10 克	玉米油 10 克	菜子油 10 克	豆油 10 克	猪油 11 克
花生米 30 克	葵花子 25 克	西瓜子 17 克	核桃 14 克	杏仁 25 克	黄油 10 克

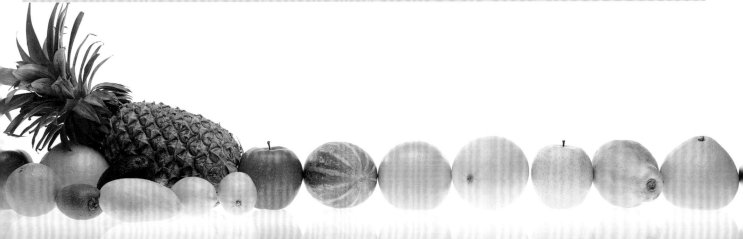

算一日三餐！

　　日常生活中要注意一日三餐的主食和副食应粗细搭配，动物食品和植物食品也要有一定的比例，最好每天适量吃些豆类、薯类和新鲜蔬菜。一日三餐的科学分配是根据每个人的生理状况和工作需要来决定的。如果按食量分配，早、中、晚三餐的比例应为3：4：3，两餐间隔的时间要适宜。一般混合食物在胃里停留的时间是 4~5 小时，所以，两餐间隔时间控制在 4~5 小时最为合适，如果早餐是 7 点，那么午餐最佳时间就是 11~12 点，依此类推。

不同总热量一周配餐食谱

1400~1500 千卡热量配餐食谱

早餐	小米粥（小米 25 克） 金银卷（面粉 30 克，南瓜 15 克） 拌黄瓜丝（黄瓜 50 克） 拌豆腐（豆腐 100 克）
中餐	拌荞麦面 100 克（生重） 青椒干丝（青椒 100 克，豆干丝 50 丝，油 5 克） 炝扁豆丝（瘦肉 25 克，扁豆 100 克，油 3 克）
晚餐	醋熘白菜（白菜 100 克，胡萝卜 20 克，油 5 克） 番茄炒鸡蛋（番茄 50 克，鸡蛋 1 个） 米饭（大米 75 克）

1600~1700 千卡热量配餐食谱

早餐	牛奶燕麦片（牛奶 250 毫升，燕麦片 25 克） 咸面包 35 克 茶叶蛋 50 克
中餐	莴笋鸡丝（莴笋丝 100 克，鸡肉 50 克，香油 3 克） 菠菜炒木耳（干木耳 10 克，菠菜 150 克，油 3 克） 番茄鸡蛋汤（番茄 100 克，鸡蛋 30 克） 米饭（粳米 80 克）
晚餐	红豆粥（红豆 20 克，粳米 40 克） 酿冬瓜（冬瓜 200 克，肉末 50 克） 炒圆白菜（圆白菜 100 克，豆干 25 克，油 5 克） 花卷（面粉 75 克）

1800~1900 千卡热量配餐食谱

早餐	全麦面包 100 克 皮蛋豆腐（皮蛋 25 克，内酯豆腐 100 克，香油 5 克） 蔬菜沙拉（生菜、番茄、黄瓜各 50 克，酸奶 30 克）
中餐	咖喱牛肉面（瘦牛肉 75 克，挂面 100 克，油 5 克） 豆芽拌豆腐丝（绿豆芽 100 克，豆腐丝 10 克，香油 5 克）
晚餐	玉米山药米饭（玉米、山药各 25 克，粳米 50 克） 牛奶 200 毫升 凉拌菠菜（菠菜 200 克，香油 5 克） 清炒芦笋（芦笋 200 克，油 3 克）

2000~2100 千卡热量配餐食谱

早餐	全麦面包片 50 克 豆浆 400 毫升 茶叶蛋 1 个 凉拌苦瓜（苦瓜 200 克，香油 5 克）
中餐	烙饼（面粉 100 克） 口蘑冬瓜（口蘑 100 克，冬瓜 200 克，油 5 克） 牛肉丝炒胡萝卜（牛肉 25 克，胡萝卜 200 克，油 3 克）
晚餐	绿豆饭（粳米 80 克，绿豆 20 克） 香菜拌豆腐（香菜 5 克，豆腐 100 克，香油 3 克） 丝瓜炒番茄（丝瓜 150 克，番茄 50 克，油 4 克）

注：本书所有食谱的热量均未包含植物油的热量，食用时可根据以下参考酌情使用。

花生油	899 千卡	香油	898 千卡	辣椒油	900 千卡	棕榈油	900 千卡
葵花籽油	899 千卡	橄榄油	899 千卡	菜籽油	899 千卡	玉米油	899 千卡

目录

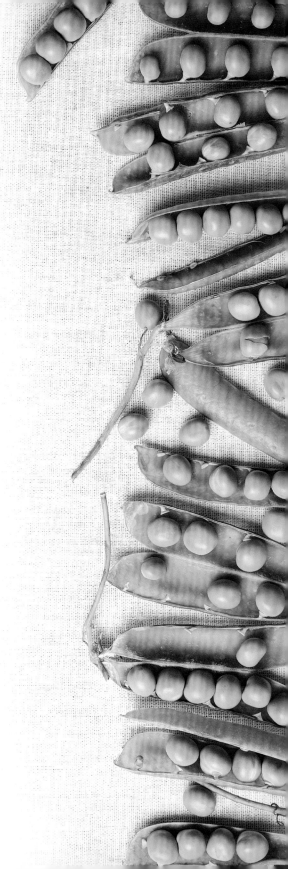

第一章
算主食 19

第二章
算水果　33

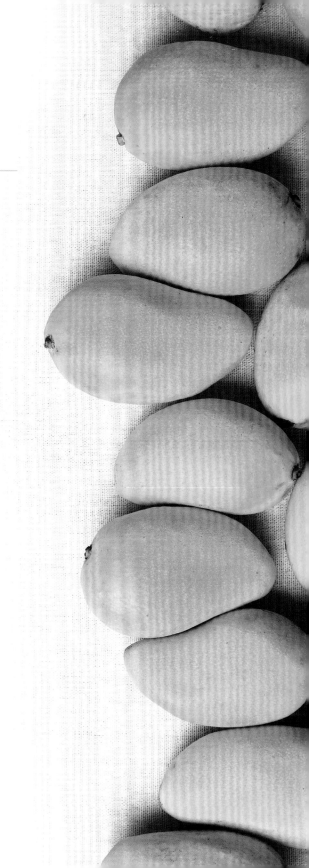

向大夫说，水果只做加餐，在午睡后或晚睡前吃／34

误区！彻底告别甜水果！／34

水果适合做加餐／34

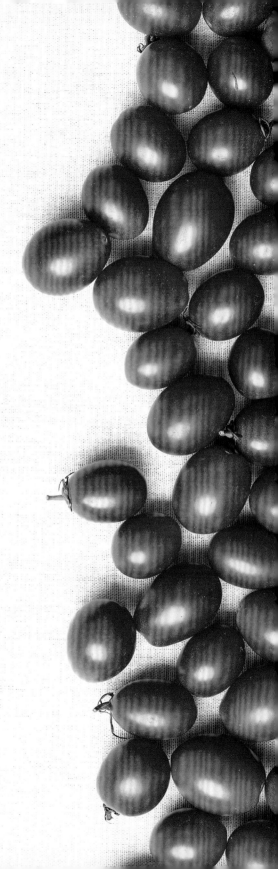

第三章
算蔬菜 57

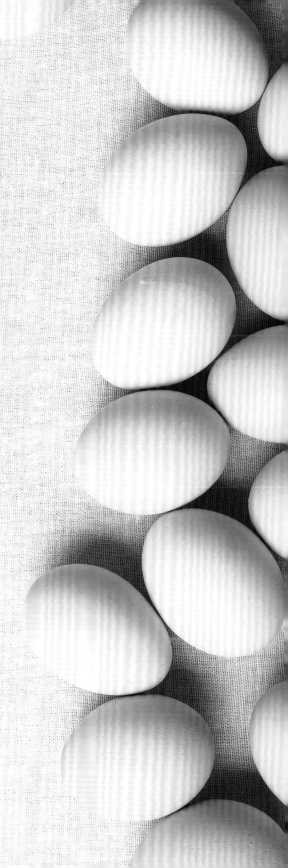

第四章
算肉蛋类　101

向大夫说，红肉白肉要选择搭配好 / 102

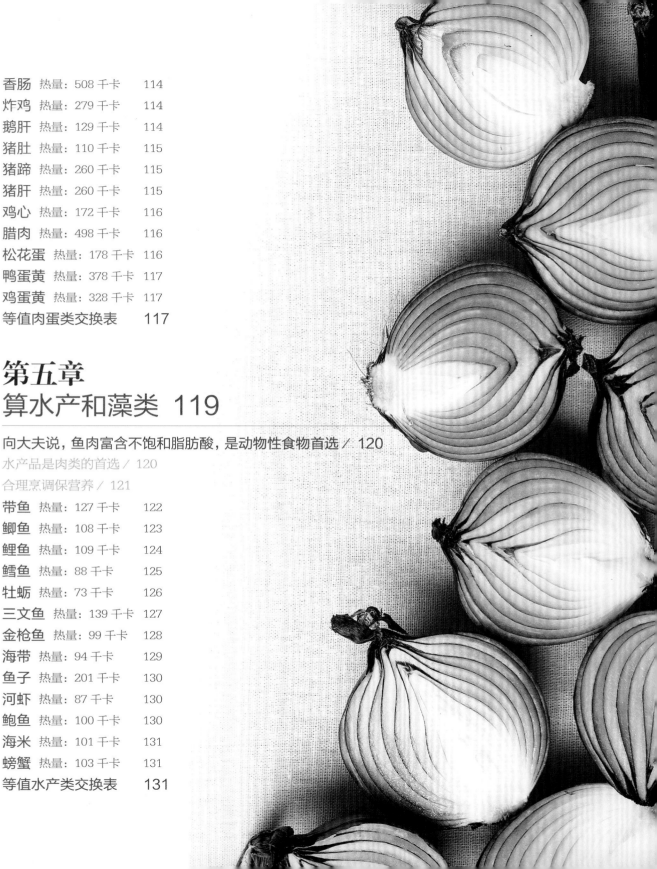

第五章
算水产和藻类　119

向大夫说，鱼肉富含不饱和脂肪酸，是动物性食物首选／120

水产品是肉类的首选／120

合理烹调保营养／121

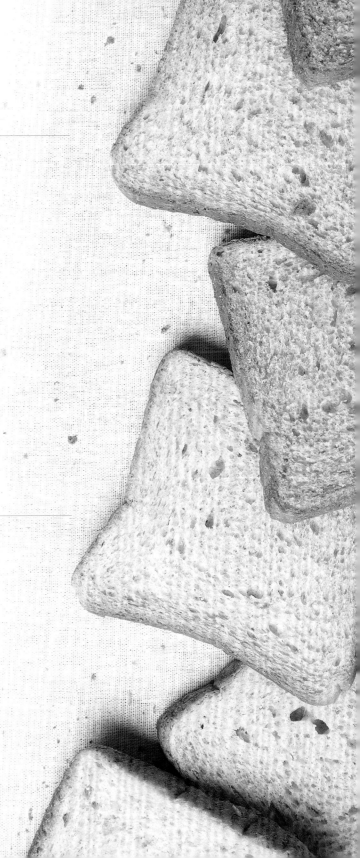

第六章
算奶类 133

第七章
算豆类及豆制品 141

第八章
算饮品、油脂及其他 153

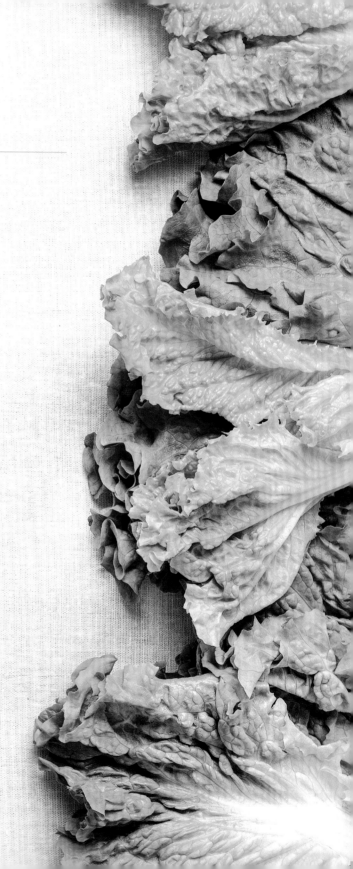

第九章
糖尿病并发症护理及饮食 165

附录

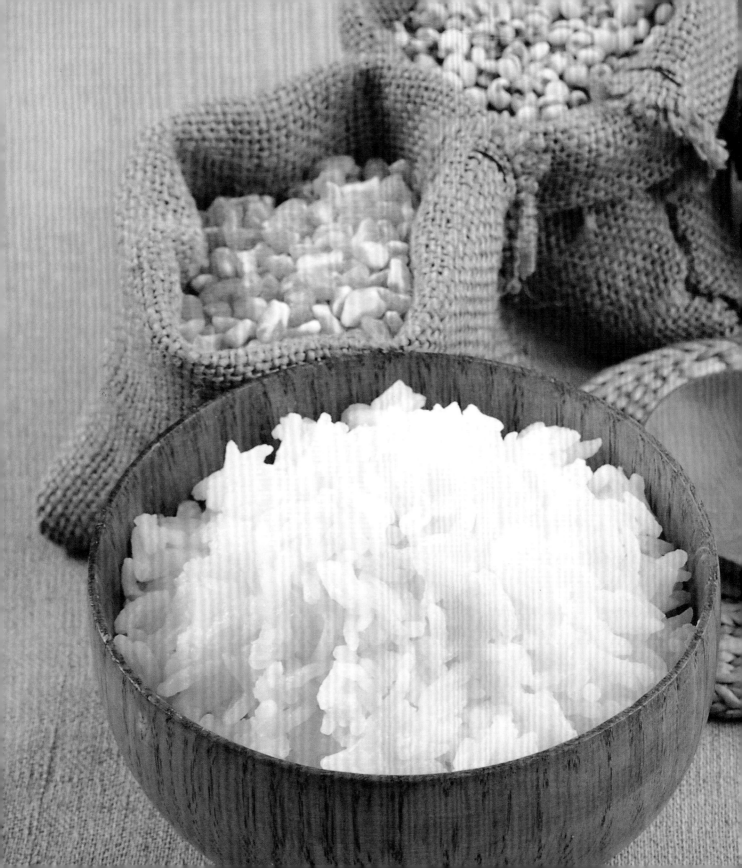

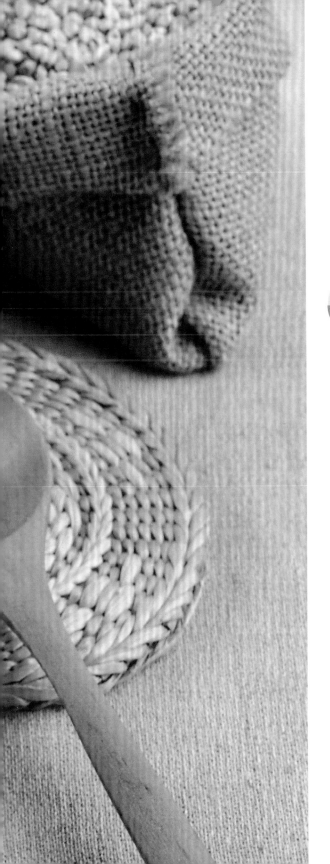

第一章
算主食

　　人类生存离不开五谷杂粮，主食为我们提供了生存所需要的最基本的能量，而主食多以谷类为主。谷物是含糖类最多的物质，却也含有许多控制血糖的成分；谷物含有较多的硒，也是 B 族维生素的主要来源。有选择地进食谷物，可以让血糖更加平稳。

向大夫说，主食数量要算好，"干重""湿重"要分清

主食重量有算法

在碳水化合物、蛋白质、脂肪三大能量物质中，碳水化合物是能量最主要的来源，占每天总能量的 50%~60%。而主食就是富含碳水化合物的食物，如谷类。并且碳水化合物也是直接影响血糖的重要因素之一，想要控制好血糖首先就要控制好碳水化合物的摄入，主食的量就必须要算好。

因此，我们可以根据前文的内容算出每人每天需要的能量，然后计算出糖类提供的能量。每克糖类能提供大概 4 千卡的热量，我们就能倒推出每天需要多少糖分来提供能量。

例：某人每天需要摄入 1600 千卡的热量，假设糖类提供 55% 的能量，那么糖类提供的能量就是 1600 千卡 ×55%=880 千卡，可以算出提供这些能量的糖类重量就是 880 千卡 ÷4 千卡 / 克 =220 克。

知道了每天需要糖类的重量，再知道食物的含糖量就能轻易地算出摄入的食物的重量。

即，糖类重量 ÷ 含糖量 = 食物的重量。

常见食物含糖量

食物种类	糖类含量	说明	食物种类	糖类含量	说明
大米	75%	干重	米饭	30%	湿重
面粉	75%	干重	馒头	50%	熟重
花卷	50%	熟重	杂粮	75%	干重
杂豆	60%	干重	米粉	85%	干重
河粉	80%	干重	粉条、粉丝	80%	干重
面条	60%	湿重	奶类	4%	液体
水果	12%	平均	蔬菜	4%	平均
土豆	20%	大致	蛋类	0	忽略不计
鱼虾类	0	忽略不计	畜禽肉类	0	忽略不计
豆腐	0	忽略不计	豆腐皮	0	忽略不计

一般来说，糖尿病患者每天摄入的食物种类数量相对固定，每天所需奶类 250 克左右、水果 150 克左右、蔬菜 500 克左右。这些食物中大约含有 50 克糖类，其中：

　　250 克奶类含糖类 250 克 ×4%=10 克

　　150 克水果含糖类 150 克 ×12%=18 克

　　500 克蔬菜含糖类 500 克 ×4%=20 克

　　总计 10 克 +18 克 +20 克 =48 克

　　那么，剩余的主食提供的糖分就是 220 克 −48 克 =172 克。

　　谷类食物的含糖量大致都在 75%，那么每天摄入的谷物重量就是 172 克 ÷75%=230 克。

一日三餐按比例

　　把上述每天主食按照一定比例分配成一日三餐，早、午、晚三餐各占三分之一是比较常见的分配比例。也可以按照早餐占 30%、午餐占 40% 和晚餐占 30% 的比例分餐。另外，部分少食多餐的患者，也可以按照适合自己的比例分配。

　　比如，全天 230 克主食分为早餐 70 克、午餐 90 克和晚餐 70 克。

"干重""湿重"可换算

　　由本书 20 页表中可以看出，主食计算时有干重和湿重两种方式，干重通常是以原料来计，如大米、面粉等；另一种湿重是以烹调好的食物计，如米饭、馒头、花卷等。两者可以以一定的比例换算。

　　上面计算出来的 70 克或 90 克主食是指干重，即大米、白面、杂粮等原料的重量。这些原料在烹调过程中，还要加水，做成米饭或馒头，重量必然改变。

　　一般地，大米和米饭的比例为 1∶2.5，即 100 克大米可以做成 250 克米饭；面粉和馒头、花卷的比例为 1∶1.5，即 100 克面粉可以做成 150 克馒头或花卷。

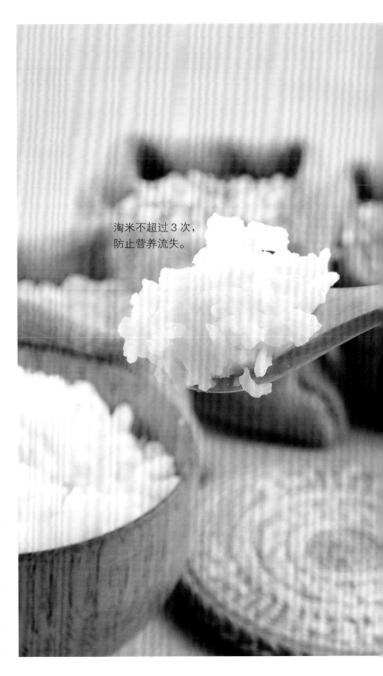

淘米不超过 3 次，防止营养流失。

小米　热量：359 千卡 [1]

算一算：建议每天吃 50 克（生重），熬粥后大约喝 250 克，煮成米饭后吃约 125 克。

　　小米的营养价值很高，含丰富的蛋白质、脂肪和维生素，它不仅供食用，入药有清热、清渴、滋阴、补脾肾和肠胃、利小便、治水泻等功效，又可酿酒。小米粥营养丰富，有"代参汤"之美称。对身体虚弱、脾胃不佳的糖尿病患者有很好的调补作用。

营养成分 Ingredient	含量 Content	同类比重 Proportion

营养成分

同类食物中较高

碳水化合物		75.1 克
维生素 B_1		0.33 毫克
胡萝卜素		100 微克
磷		229 毫克
镁		107 毫克

硒	4.74 微克
同类食物中一般	
蛋白质	9 克
脂肪	3.1 克
维生素 B_2	0.1 毫克
钙	41 毫克
铁	5.1 毫克
同类食物中较低	
膳食纤维（不溶性）	1.6 克

对并发症益处

　　小米中含有维生素 B_1，对糖尿病患者的手、足和视觉神经均有保护作用。小米中富含钙、磷、镁等元素，有益于调节血糖水平。小米还具有健脾和胃、防治消化不良、滋补身体的作用。

这样吃，降糖最有效

　　小米的氨基酸组成不够理想，赖氨酸太少、亮氨酸太多，而赖氨酸又大量存在于豆类和肉类中，所以煮小米粥时加入适量豆类或肉类，可令营养更丰富、更合理，同时还可降低小米粥的生糖能力。

注解：①本书食材均以每 100 克可食部为单位标注其热量。

推荐食谱

1 小米粥　总热量 180 千卡

材料： 小米 50 克。

做法： 将小米淘洗干净，放入锅内，加入适量清水，煮至粥熟即可食用。

2 小米饭　总热量 180 千卡

材料： 小米 50 克。

做法： 将小米淘洗干净，放入电饭锅内，加入适量清水，煮熟即可食用。

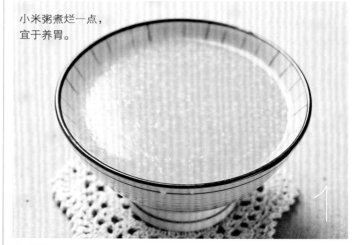

小米粥煮烂一点，宜于养胃。

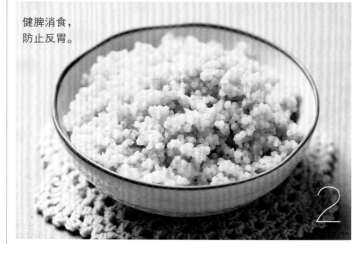

健脾消食，防止反胃。

玉米 热量：106 千卡

算一算：建议每天吃 70 克（生重），熬粥后大约喝 350 克，煮成米饭后吃约 175 克。

　　玉米营养丰富，其中的铬对体内糖类的代谢有重要作用，能增加胰岛素的效能，促进机体利用葡萄糖，是胰岛素的加强剂。它还含有较为丰富的膳食纤维，生糖指数中等，可以起到辅助控制血糖的作用。

营养成分 Ingredient	含量 Content	同类比重 Proportion

营养成分

同类食物中较高

维生素 C		16 毫克

同类食物中一般

脂肪		1.2 克
膳食纤维（不溶性）		2.9 克
维生素 B_1		0.16 毫克
维生素 B_2		0.11 毫克

磷	117 毫克
钾	238 毫克
镁	32 毫克

同类食物中较低

蛋白质	4 克
碳水化合物	22.8 克
铁	1.1 毫克
锌	0.9 毫克

对并发症益处

　　玉米有健脾利湿、开胃益智、宁心活血的作用。玉米油中的亚油酸能预防胆固醇在心血管壁沉淀，对预防高血压、冠心病有积极作用。玉米是肥胖型糖尿病患者及高血压、血脂异常患者的理想食材。玉米中所含的黄体素和玉米黄质可预防老年人眼睛黄斑性病变。用玉米须泡茶饮用，特别适合老年糖尿病患者或高血压患者饮用。

这样吃，降糖最有效

　　玉米煮熟吃，方便又营养，吃的时候最好将玉米胚也吃掉，因为很多营养成分都集中在里面。在煮玉米糁粥时可以加一点食用碱，这样可以使玉米中含有的不易被人体吸收的结合型烟酸发生化学反应，转变为容易被人体吸收的游离型烟酸，对糖尿病患者有益。

推荐食谱

1 三丁玉米　总热量 269 千卡

材料：玉米粒 200 克，青豆、香菇丁、胡萝卜丁各 30 克，盐、香油各适量。

做法：将玉米粒、胡萝卜丁、青豆、香菇丁用开水氽烫。锅内倒入适量油，倒入材料及盐翻炒均匀。淋上香油即成。

2 玉米糁粥　总热量 53 千卡

材料：玉米糁 50 克。

做法：玉米糁洗净放入沸水中，大火煮开转小火煮至熟即成。

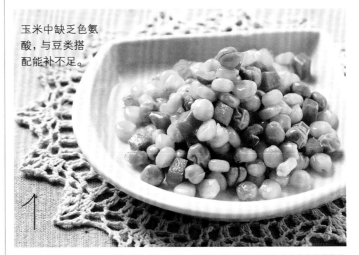

玉米中缺乏色氨酸，与豆类搭配能补不足。

1

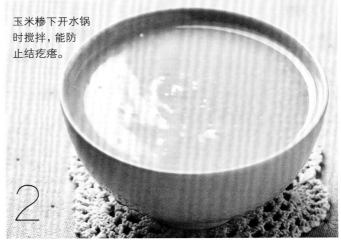

玉米糁下开水锅时搅拌，能防止结疙瘩。

2

薏米 热量：357 千卡

算一算：建议每天吃 70 克(生重)，熬粥后大约喝 350 克，煮成米饭后吃约 175 克。

薏米中的微量元素硒，可修复胰岛 β 细胞并保护其免受损害，维持正常的胰岛素分泌功能，调节血糖。薏米中的膳食纤维可以促进排便，延缓餐后血糖上升。薏米的营养价值很高，被誉为"世界禾本科植物之王"，在欧洲，它被称为"生命健康之友"。古代人把薏米看作自然珍品，用来祭祀；现代人把薏米视为营养丰富的盛夏消暑佳品，既可食用，又可药用。

营养成分 Ingredient	含量 Content	同类比重 Proportion

营养成分

同类食物中较高

蛋白质	12.8 克
碳水化合物	71.1 克

同类食物中一般

脂肪	3.3 克
膳食纤维（不溶性）	2 克

维生素 B_1	0.22 毫克
维生素 B_2	0.15 毫克
钙	42 毫克
铁	3.6 毫克
硒	3.07 微克
镁	88 毫克
磷	217 毫克

同类食物中较低

锌	1.68 毫克

对并发症益处

薏米不仅含有高蛋白，还富含 B 族维生素、钙、铁、膳食纤维等，是一种营养平衡的谷物。其中维生素 B_1 对防治脚气病十分有益，还可以防治糖尿病并发症。薏米中含有令血管扩张的物质，有益于高血压及糖尿病血管并发症患者。

这样吃，降糖最有效

薏米与大米煮粥服食，可治风湿，适用于糖尿病、脾虚泄泻、痰喘咳嗽、小便涩痛、水肿等症。

推荐食谱

1 薏米老鸭汤 总热量 1307 千卡

材料：薏米 30 克，老鸭 500 克，葱段、姜块、料酒、盐各适量。
做法：将老鸭洗净，除内脏、脚爪，斩块，焯去血水，将所有材料放入锅中，加适量清水，大火烧开后改用小火煲，入味即可。

2 冬瓜荷叶薏米汤 总热量 190 千卡

材料：薏米 50 克，冬瓜 100 克，荷叶 20 克。
做法：荷叶洗净，撕碎；冬瓜去皮、瓤，洗净，切块；薏米洗净。同放于锅内，加足量水，用大火煮至薏米熟烂，调入盐即可。

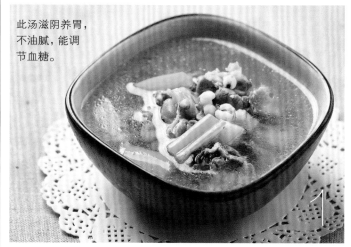

此汤滋阴养胃，不油腻，能调节血糖。

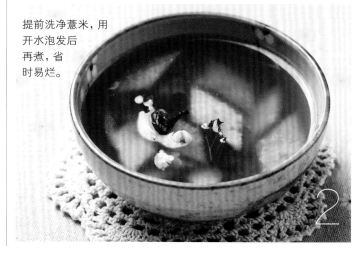

提前洗净薏米，用开水泡发后再煮，省时易烂。

黑米 热量：333 千卡

算一算：建议每天吃 50 克（生重），熬粥后大约喝 250 克，煮成米饭后吃约 125 克。

　　黑米中含膳食纤维较多，且其淀粉消化速度比较慢，食用后不会造成血糖的剧烈波动，很适合作为糖尿病患者的主食。黑米性温味甘，特别适合脾胃虚弱、体虚乏力、小便频数等糖尿病患者食用。

营养成分 Ingredient	含量 Content	同类比重 Proportion

营养成分

同类食物中较高

碳水化合物		72.2 克
维生素 B$_1$		0.33 毫克
锌		3.8 毫克
镁		147 毫克

同类食物中一般

蛋白质		9.4 克

膳食纤维（不溶性）		3.9 克
维生素 B$_2$		0.13 毫克
硒		3.2 微克
钾		256 毫克
磷		356 毫克

同类食物中较低

脂肪		2.5 克
钙		12 毫克
铁		1.6 毫克

对并发症益处

　　黑米中色素的作用在所有米中是最强的，这种色素富含黄酮类活性物质，对预防动脉硬化有很大的功用。黑米中的硒可以调节体内糖类的正常代谢，还能防止脂类在血管壁上的沉积，降低动脉硬化及冠心病、高血压等血管并发症的发病率。

这样吃，降糖最有效

　　将黑米与豆类、花生一起煮。豆类和花生油脂含量较高，有利于黑米中的脂溶性维生素 E 更好地被消化吸收，对糖尿病血管并发症患者有利。

推荐食谱

1 黑米鸡肉粥　总热量 428 千卡

材料：黑米 200 克，鸡肉 150 克，香菇（鲜）50 克，盐适量。

做法：鸡肉煮熟切丁，香菇切丁；黑米洗净。锅内加水，下入洗好的黑米烧开，下入香菇丁、鸡丁，用小火熬至软烂，加盐即可。

2 黑米党参山楂粥　总热量 350 千卡

材料：党参 15 克，山楂 10 克，黑米 100 克。

做法：党参洗净，切片；山楂洗净，去核切片；黑米淘洗干净。所有材料放入锅内，加水 800 毫升。烧沸后小火煮 55 分钟即成。

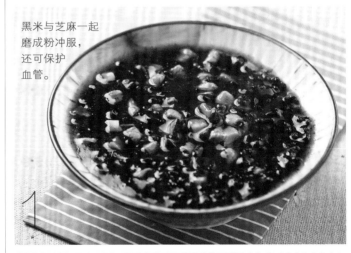

黑米与芝麻一起磨成粉冲服，还可保护血管。

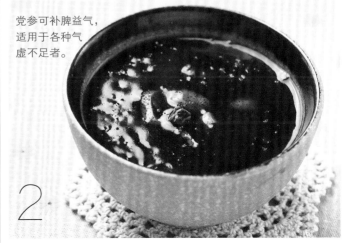

党参可补脾益气，适用于各种气虚不足者。

荞麦 热量：324 千卡

算一算： 建议每天吃 60 克（生重），熬粥后大约喝 300 克，煮成米饭后吃约 150 克。

荞麦中的某些黄酮成分、锌、维生素 E 等，具有提高人体葡萄糖耐量的功效。荞麦的生糖指数低，用荞麦（特别是苦荞）代替主食，有利于控制血糖。荞麦性甘味凉，能开胃宽肠，下气消积；有治绞肠痧、肠胃积滞、慢性泄泻的功效；同时荞麦还可以做面条、饸饹、凉粉等食品。

营养成分 Ingredient	含量 Content	同类比重 Proportion

营养成分

同类食物中较高

碳水化合物	73 克
维生素 E	4.4 毫克
镁	258 毫克
锌	3.62 毫克
钾	401 毫克

磷	297 毫克

同类食物中一般

蛋白质	9.3 克
膳食纤维（不溶性）	6.5 克
维生素 B_1	0.28 毫克
维生素 B_2	0.16 毫克
钙	47 毫克
铁	6.2 毫克

同类食物中较低

脂肪	2.3 克

对并发症益处

荞麦中含有丰富的镁，能使血管扩张而抗栓塞，也有利于降低血清胆醇。荞麦还含有芦丁，可降低血脂、软化血管、预防脑血管出血，对糖尿病并发血脂异常很有益处。

这样吃，降糖最有效

可将荞麦磨成粉，做成饼、粥、面条、冲剂等，作为糖尿病患者的主食，既补充营养又可降低血糖。荞麦一次不可食用太多，否则易造成消化不良。脾胃虚寒、消化功能不佳、经常腹泻的人不宜食用。

推荐食谱

1 荞麦面疙瘩汤　总热量 650 千卡

材料： 荞麦面 200 克，胡萝卜、南瓜、葱、盐、酱油各适量。

做法： 胡萝卜、南瓜洗净切丁，葱切成小段。将处理好的材料一起煮开，加盐、酱油调味。将和好的荞麦面拨入汤中，煮开即可。

2 香菇荞麦粥　总热量 615 千卡

材料： 鲜香菇 2 朵，荞麦 80 克，大米 100 克，植物油、盐各适量。

做法： 香菇切丝；大米、荞麦淘洗干净，小火煮 45 分钟。放入香菇丝拌匀，淋入少许油，续煮 10 分钟，加盐调味即可。

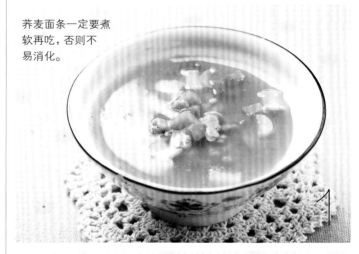

荞麦面条一定要煮软再吃，否则不易消化。

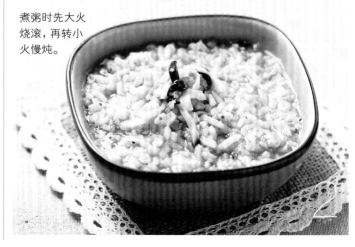

煮粥时先大火烧滚，再转小火慢炖。

燕麦 热量：367 千卡

算一算：建议每天吃 40 克（生重），熬粥后大约喝 200 克，煮成米饭后吃约 100 克。

　　燕麦具有益肝和胃、养颜护肤等功效，含粗蛋白质、脂肪、淀粉、维生素 B_1 以及磷、铁、钙等元素。燕麦中的膳食纤维可以增加胰岛素的敏感性，防止餐后血糖的急剧升高，这样机体只需分泌较少的胰岛素就能维持代谢。长时间食用，膳食纤维就可降低循环中的胰岛素水平，减少糖尿病患者对胰岛素的需求。

营养成分　含量　同类比重
Ingredient　Content　Proportion

营养成分

同类食物中较高

蛋白质	15 克
维生素 B_1	0.3 毫克
钙	186 毫克
锌	2.59 毫克
镁	177 毫克

同类食物中一般

脂肪	6.7 克
碳水化合物	66.9 克
膳食纤维（不溶性）	5.3 克
维生素 B_2	0.13 毫克
铁	7 毫克
钾	214 毫克

同类食物中较低

硒	4.31 微克

对并发症益处

　　燕麦中含有的抗氧化剂可以通过抑制黏性分子来有效减少血液中的胆固醇，预防糖尿病合并血脂异常及冠心病的发生。燕麦还具有润肠通便、改善血液循环、预防骨质疏松的保健功效。

这样吃，降糖最有效

　　焖米饭或蒸馒头的时候，加入少许燕麦，不仅会使米饭、馒头更筋道，还可以增加膳食纤维，有助于餐后血糖的平稳。

推荐食谱

1 五香燕麦粥 总热量 716 千卡

材料：燕麦片 120 克，花生碎、芝麻粉各 25 克，调味品适量。
做法：用葱花、少许酱油、香油调汁。锅内加水烧沸，放入燕麦片煮 3~5 分钟，倒入调汁及椒盐，拌匀，撒上花生碎和芝麻粉即可。

2 燕麦芹菜粥 总热量 157 千卡

材料：燕麦 40 克，香芹 50 克，盐适量。
做法：燕麦淘洗干净，香芹洗净，连叶一起切碎。燕麦放入锅中，加适量清水，煮至粥烂，撒入芹菜碎，调入少许盐，搅匀即可。

燕麦具有去脂降压、健脾和胃、利水除湿的功效。

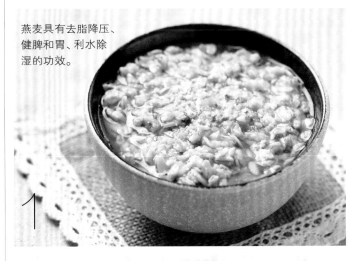

1

燕麦片可降血脂，芹菜可降血压。

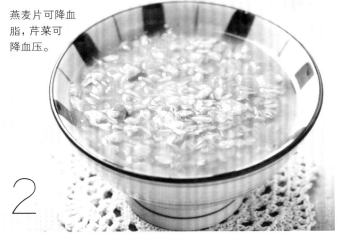

2

莜麦 热量：366 千卡

算一算：建议每天吃 60 克（生重），熬粥后大约喝 300 克，煮成米饭后吃约 150 克。

　　莜麦是营养丰富的粮食作物，在禾谷类作物中蛋白质含量最高，含有人体必需的 8 种氨基酸，而且氨基酸的组成较平衡，赖氨酸含量高于大米和小麦面粉。莜麦是糖尿病患者较好的食品。莜麦属低热食品，食后易引起饱感，长期食用具有减肥功效。

营养成分 Ingredient	含量 Content	同类比重 Proportion

营养成分

同类食物中较高

蛋白质	12.2 克
赖氨酸	580 毫克

同类食物中一般

脂肪	7.2 克
碳水化合物	67.8 克

膳食纤维（不溶性）	4.6 克
锌	2.21 毫克
钾	255 毫克
铁	3.8 毫克
镁	62 毫克

同类食物中较低

磷	35 毫克
钙	40 毫克
维生素 B_1	0.2 毫克
维生素 B_2	0.09 毫克

对并发症益处

　　莜麦的脂肪中含有较多的亚油酸，亚油酸是人体不能合成的必需脂肪酸，具有降低血液胆固醇、预防动脉粥样硬化的作用。

这样吃，降糖最有效

　　将莜麦面和好，擀成馄饨皮，包入鸭肉，做成莜麦面馄饨，每周吃两次，不但能降血糖、尿糖，还可减轻糖尿病自觉症状。

推荐食谱

1 莜麦面 总热量 366 千卡

材料： 莜麦面条 100 克，葱花、蒜末、香菜、调味品各适量。
做法： 将莜麦面条用温水泡至无硬心，沥干水分。加入葱花、蒜末、香菜、盐、醋、酱油、香油调匀即可食用。

2 大碗烩莜面 总热量 1600 千卡

材料： 莜面 400 克，猪肉片 50 克，豆角丁、海带丝、番茄丁、白芝麻、香菜段、姜片、蒜片、盐、陈醋、酱油、植物油各适量。
做法： 莜面做成莜面鱼儿蒸熟备用。烧锅放油，加猪肉片、姜片和蒜片炒出香味，放入盐和酱油炒肉片上色，放入各式蔬菜略炒。放入适量水煮开，放入莜面鱼儿同煮，水开时放入盐及各式调料，装入大碗，撒上香菜段即可。

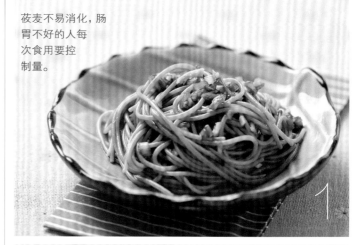

莜麦不易消化，肠胃不好的人每次食用要控制量。

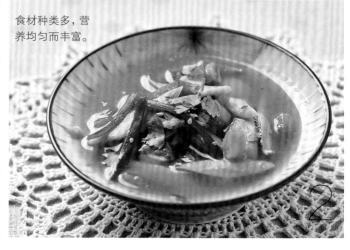

食材种类多，营养均匀而丰富。

小麦 热量：317 千卡

算一算：建议每天吃 100 克（生重），熬粥后大约喝 500 克，煮成米饭后吃约 250 克。

小麦是人类的主食之一，磨成面粉后可制作面包、馒头、饼干、面条等食物；发酵后可制成啤酒、酒精、伏特加等。小麦富含淀粉、蛋白质、脂肪、矿物质、钙、铁、维生素 B_1、维生素 B_2、烟酸、维生素 A 及维生素 C 等营养物质。小麦胚芽里更含有丰富的 B 族维生素、矿物质和膳食纤维，但精制小麦面粉中这些物质的含量会大大减少。因此要适当吃一些全麦食品。

营养成分 Ingredient	含量 Content	同类比重 Proportion

营养成分

同类食物中较高

蛋白质	11.9 克
碳水化合物	75.2 克
膳食纤维（不溶性）	10.8 克
维生素 B_1	0.4 毫克
维生素 E	1.82 毫克

同类食物中一般

维生素 B_2	0.1 毫克
钾	289 毫克
磷	325 毫克
镁	4 毫克

同类食物中较低

脂肪	1.3 克
铁	5.1 毫克
钙	34 毫克
锌	2.33 毫克

对并发症益处

小麦粉（面粉）富含蛋白质、碳水化合物，是糖尿病患者补充热量和植物蛋白的重要谷物来源，也是向人体提供营养和能量的基础食物。小麦胚芽所含的膳食纤维和维生素 E，有抗氧化作用，加上可降低血液中胆固醇的亚油酸，能有效预防动脉硬化等心血管疾病。

这样吃，降糖最有效

小麦与红枣、山药同吃，可以养心神，止虚汗，调养虚弱脾胃。但小麦与小米同食，会产生不利于人体的生化反应；与枇杷同吃，会形成不易消化吸收的物质。

推荐食谱

1 红枣小麦粥 总热量 716 千卡

材料： 小麦、大米各 100 克，红枣 10 枚，木糖醇适量。

做法： 小麦、红枣、大米加水煮至粥烂熟，加木糖醇调味即可。

2 麦冬小麦粥 总热量 488 千卡

材料： 山药（干）60 克，小麦 60 克，麦冬 30 克，大米 30 克。

做法： 将山药、小麦、麦冬、大米洗净，放入砂锅内，加清水适量，大火煮沸后，小火煮至小麦熟烂即可。

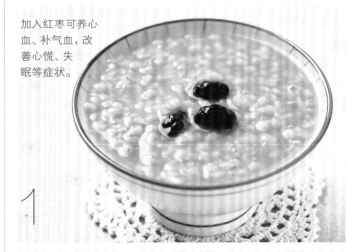

加入红枣可养心血、补气血，改善心慌、失眠等症状。

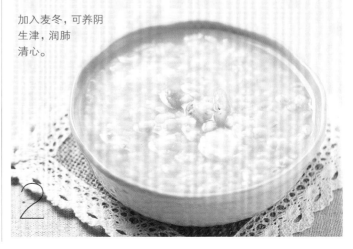

加入麦冬，可养阴生津，润肺清心。

忌 慎

饼干

热量高，且富含淀粉，食用后极易导致血糖升高。并且饼干在制作过程中可能会添加黄油、盐等，更增加了饼干的热量。有糖饼干含糖量很高，而水分较少，进食后不仅血糖会升高，口渴多饮症状还会加重，故应尽量不吃。无糖饼干如咸味饼干，可以适当进食，不会导致血糖升高。

热量过高。每 100 克有糖饼干中含热量 433 千卡，建议不食用或用 70 克窝窝头代替。

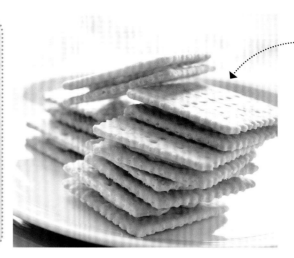

糖尿病患者不宜进食甜味饼干，可适当进食咸味饼干。

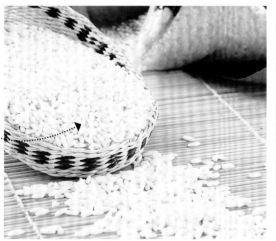

糯米含较高碳水化合物，糖尿病患者需谨慎食用。

糯米

质地很硬，碳水化合物的含量很高，多被加工成粽子或者粥食用。而香甜诱人的粽子又总是会搭配红枣、豆沙等辅料，这些食物都会使血糖快速上升，因此糖尿病患者不宜食用由糯米做成的食物。糯米不易消化，肠胃不好的糖尿病患者更不宜食用。糯米是生糖指数高的食物，糖尿病患者应慎食。

生糖指数过高。每 100 克生重的糯米中含热量 348 千卡，建议不食用或用 50 克燕麦片代替。

方便面

是典型的高热量、高脂肪、低维生素食物，糖尿病患者食用后极易发生高血糖，并容易诱发心血管疾病。方便面属于油炸食品，并含有大量添加剂，更增加了糖尿病患者患癌症、肝脏疾病的风险，对健康有害无益。

热量过高。每 100 克干重的油炸方便面中含热量 472 千卡，建议不食用或用 50 克各种挂面、龙须面等代替。

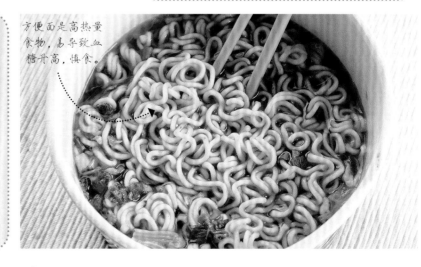

方便面是高热量食物，易导致血糖升高，慎食。

慎 忌

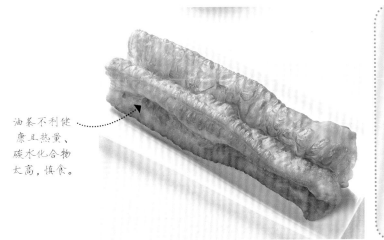

油条不利健康且热量、碳水化合物太高，慎食。

油条

属于较高热量、较高碳水化合物、低维生素食物，糖尿病患者食用后，不但能使血糖上升，而且容易使身体发胖。因此，糖尿病患者应禁食。在炸制油条时，炸制油条的油有可能会反复使用，油脂中所含的各种营养物质如必需脂肪酸，各种维生素等成分，基本或全部被氧化破坏，不利于健康。

生糖指数过高。每 100 克油条或油饼中含热量 386 千卡，建议不食用或用 70 克馒头代替。

面包

富含碳水化合物，糖尿病患者如果食用过多的话极易使血糖升高。现在面包五花八门，很多面包里面都含有大量的糖类和奶油，食后会令糖尿病患者血糖升高，对糖尿病病情的控制不利。并且市场上卖的面包在制作过程中可能会添加面粉改良剂、稳定剂、防腐剂、香精等添加剂，不利于身体健康。

生糖指数过高。每 100 克黄油面包中含热量 312 千卡，建议不食用或用 50 克馒头代替。

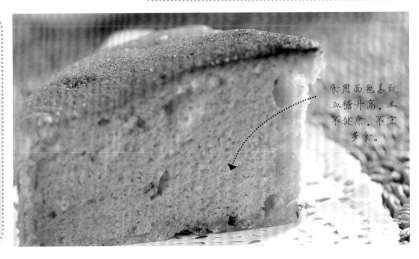

食用面包易致血糖升高，且不健康，不宜多食。

等值谷薯类交换表 每份谷薯类提供蛋白质 2 克，碳水化合物 20 克，热能 90 千卡

食品	重量（克）	食品	重量（克）
大米、小米、糯米	25	绿豆、红豆、干豌豆	25
高粱米、玉米糁	25	干粉条	25
面粉、玉米面	25	油条、油饼、苏达饼	25
混合面	25	烧饼、烙饼、馒头	35
燕麦片、莜麦面	25	咸面包、窝窝头	35
各种挂面、龙须面	25	生面条、魔芋生面条	35
马铃薯	100	鲜玉米	200

热量较高的美食要精算少吃 ▶▶▶

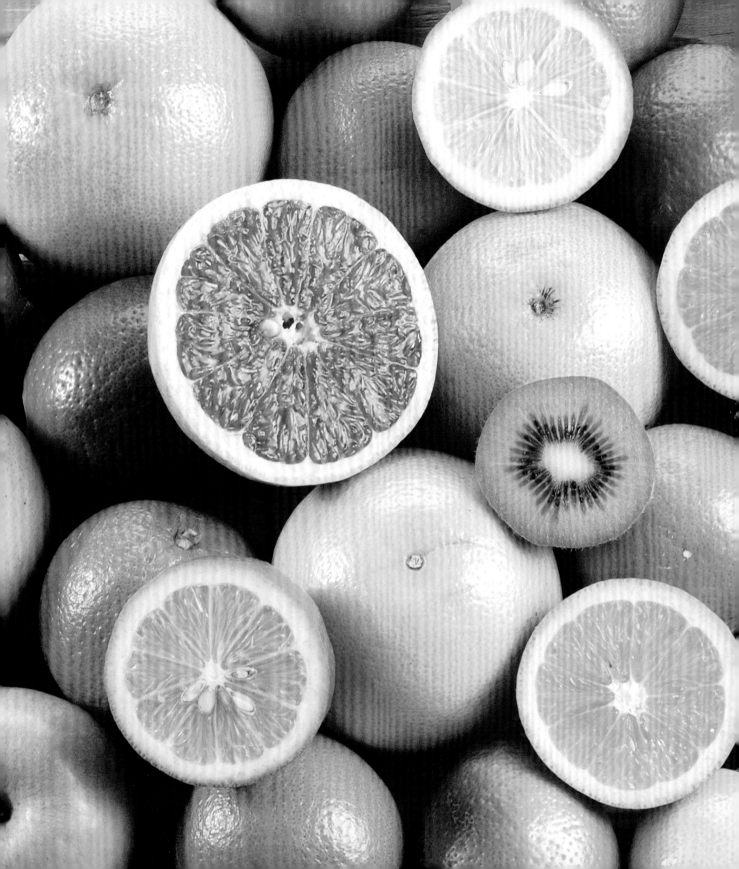

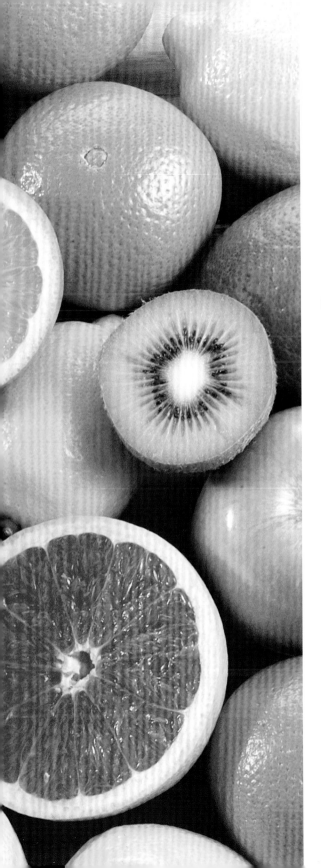

第二章

算水果

　　水果几乎是餐桌上的必备品，经常吃水果对人的身体大有益处，甚至有些水果还有祛病强身的作用。对于糖尿病患者来说，不必对水果避如虎狼，水果中富含的膳食纤维、维生素、矿物质等有益成分是其他食物无法取代的，只要选对了水果，就不怕血糖会升高。

向大夫说，水果只做加餐，在午睡后或晚睡前吃

误区！彻底告别甜水果！

许多糖尿病患者认为，只要得了糖尿病就必须要断绝所有甜的食物，包括水果，其实这是一个误区，只要选择得当，食用时间得宜，吃点水果对糖尿病患者是有好处的。

水果主要含果糖，甜度高，是相同质量的蔗糖的 1.8 倍，甜味明显，但升糖指数并不高，且水果含有丰富的维生素、矿物质和膳食纤维，对提高体内胰岛素活性有很好的帮助。同时，水果中的果胶能降低对葡萄糖的吸收，并减少对脂肪的吸收。

水果中含有多种植物化学物质，如类胡萝卜素、类黄酮、花青素等，具有抗氧化、增强免疫力、降血脂等生理活性。这些物质多与植物的颜色有关，一般地，水果果肉颜色越深，其健康价值越大。故建议在多样化的前提下，多选择深颜色的水果。

最后，水果含有大量有机酸，如柠檬酸、苹果酸，能促进消化腺分泌，增进食欲，有助于食物消化，保护并促进维生素 C、铁等营养元素的吸收。

考虑到糖尿病患者需要控制血糖的实际情况，一般建议糖尿病患者每天食用 100~200 克水果。

水果适合做加餐

一般建议水果不宜与正餐一起食用或者餐后立即吃水果，因为一餐之内摄入太多的糖类会增加胰腺负担，宜在两次正餐中间（如上午 10 点或下午 3 点）或睡前一小时吃，也就是作为加餐食用。可以每天吃 1~2 次，全天总量控制在 100~200 克。

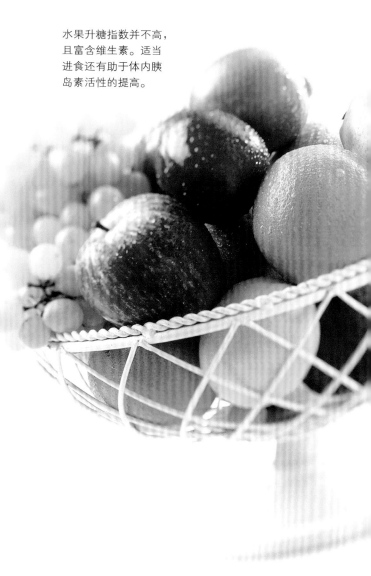

水果升糖指数并不高，且富含维生素。适当进食还有助于体内胰岛素活性的提高。

常见水果含糖量

水果	糖类含量（%）	水果	糖类含量（%）
西瓜	5.8	香瓜	6.2
木瓜	7.0	草莓	7.1
哈密瓜	7.9	芒果	8.3
李子	8.7	杏	9.1
柚	9.5	樱桃	10.2
葡萄	10.3	菠萝	10.8
橙子	11.1	柑橘	11.9
猕猴桃	11.9	桃	12.2
梨	13.3	苹果	13.5
荔枝	16.6	石榴	18.7
香蕉	22.0	芭蕉	28.9
鲜枣	30.5	桂圆干	64.8
干枣	67.8	酸枣	73.3
大红枣（干）	81.1	葡萄干	83.4

糖尿病患者每天可进食 100~200 克水果，深色水果的健康值更高。

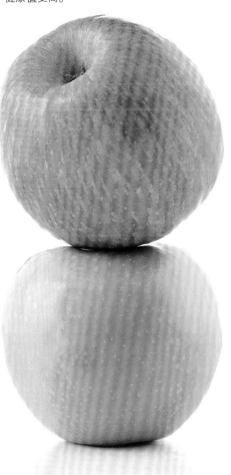

樱桃 热量：46 千卡

算一算：建议每天吃 5~10 个，1 个中等大小樱桃鲜果重大约为 8 克。

　　樱桃中富含的花青素苷是一种抗氧化剂，能改善血管壁弹性，从而抵制糖尿病并发症的发生。樱桃升糖指数低，能控制血糖。平时吃樱桃没有太多忌讳，因樱桃性温热，一次不要食用太多，尤其是孕妇，可少量多次食用。食用前注意用盐水冲洗一下，去除樱桃上的残余农药。

营养成分 Ingredient	含量 Content	同类比重 Proportion

营养成分

同类食物中较高

维生素 E		2.22 毫克

同类食物中一般

蛋白质		1.1 克
胡萝卜素		210 微克
维生素 C		10 毫克

铁		0.4 毫克
磷		27 毫克
锌		0.23 毫克

同类食物中较低

脂肪		0.2 克
碳水化合物		10.2 克
膳食纤维（不溶性）		0.3 克
维生素 B_1		0.02 毫克
维生素 B_2		0.02 毫克
钙		11 毫克

对并发症益处

　　樱桃含有丰富的维生素 E，对糖尿病患者防治肾脏并发症有益，还能预防心血管系统的并发症。樱桃含铁较多，常吃可补充体内铁元素，促进血红蛋白再生，有助于缓解缺铁性贫血。

这样吃，降糖最有效

　　樱桃与西米一起煮粥，樱桃中富含的花青素苷可以增加人体内胰岛素的含量，从而有效地降低糖尿病患者的血糖，与西米佐餐食用，还可以补铁补血。

推荐食谱

1 樱桃西米露　总热量 314 千卡

材料：樱桃 10 个，西米 50 克，牛奶 200 毫升。

做法：水烧开，把西米放进去煮到有一点白心。关火，盖上盖子闷 5 分钟，捞出来用凉水过滤，加入牛奶和去核的樱桃碎搅拌均匀即可。

2 樱桃牛奶　总热量 131 千卡

材料：樱桃 10 个，牛奶 200 毫升。

做法：樱桃洗净去核，和牛奶一同放入料理机中，搅打成汁即可。

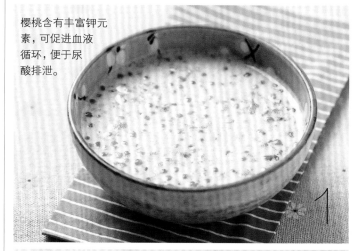

樱桃含有丰富钾元素，可促进血液循环，便于尿酸排泄。

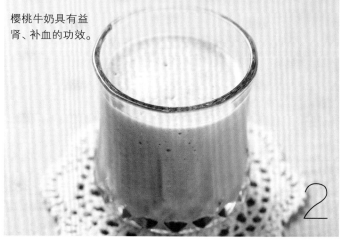

樱桃牛奶具有益肾、补血的功效。

柚子 热量：42 千卡

算一算：建议每天吃 50 克，1 个中等大小柚子鲜果重大约为 800 克。

　　柚子的生糖指数低，能控制血糖升高。鲜柚肉中含有一种可帮助胰岛素促进葡萄糖进入细胞内的成分——铬，有助于调节血糖水平。柚子还能生津止渴，在一定程度上改善糖尿病患者口渴多饮的症状。柚子还具有健脾、止咳、解酒的功效，富含枳实素、新橙皮素、胡萝卜素、B 族维生素、维生素 C、矿物质、糖类及挥发油等。

营养成分 Ingredient	含量 Content	同类比重 Proportion

营养成分

同类食物中较高

无

同类食物中一般

蛋白质	0.8 克
维生素 B$_2$	0.03 毫克
维生素 C	23 毫克

同类食物中较低

脂肪	0.2 克
碳水化合物	9.5 克
膳食纤维（不溶性）	0.4 克
钙	4 毫克
胡萝卜素	10 微克
硒	0.7 微克
锌	0.4 毫克
铁	0.3 毫克
镁	4 毫克
钙	4 毫克

对并发症益处

　　柚子中所含维生素 C 是强抗氧化剂，能清除体内的自由基，预防糖尿病、神经病变和血管病变的发生、发展，还能预防糖尿病患者发生感染性疾病。

这样吃，降糖最有效

　　对中老年 2 型糖尿病患者来说，经常饮用柚子汁，不但有助于降低血糖，而且有助于预防糖尿病并发症——动脉粥样硬化和高血压。

推荐食谱

1 柚子汁　总热量 42 千卡

材料：柚子 50 克，矿泉水适量。

做法：将柚子去掉外皮和核，掰成小块，加适量矿泉水一同放入料理机中搅打成汁即可。

2 番茄柚子汁　总热量 31 千卡

材料：柚子、番茄各 50 克，矿泉水适量。

做法：将柚子去掉外皮和核，掰成小块，番茄洗净切成小块，加适量矿泉水一同放入料理机中搅打成汁即可。

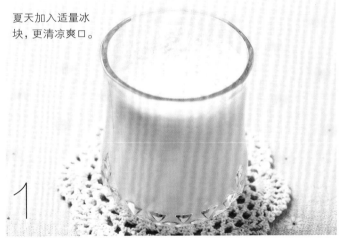

夏天加入适量冰块，更清凉爽口。

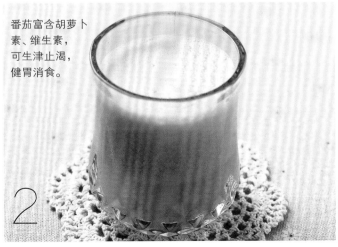

番茄富含胡萝卜素、维生素，可生津止渴，健胃消食。

西瓜 热量：25 千卡

算一算： 建议每天吃 500 克，靠近瓜皮的部分为佳，1 个中等大小的西瓜约为 5000 克。

西瓜含有人体所需的多种营养成分，尤其是维生素 A 的含量较高，且不含脂肪和胆固醇，水分多，热量低，适合糖尿病患者食用，但一定要控制量，每天不宜超过 500 克。西瓜具有清热解暑、生津止渴、利尿除烦的功效。

营养成分 Ingredient	含量 Content	同类比重 Proportion

营养成分

同类食物中较高

水分	93.3 克

同类食物中一般

钾	87 毫克
维生素 B$_1$	0.03 毫克
维生素 B$_2$	0.04 毫克

同类食物中较低

蛋白质	0.6 克
脂肪	0.1 克
碳水化合物	5.8 克
膳食纤维（不溶性）	0.3 克
维生素 C	6 毫克
维生素 E	0.1 毫克
钙	8 毫克
锌	0.1 毫克
硒	0.17 微克

对并发症益处

西瓜中所含瓜氨酸、精氨酸以及配糖体都有利尿、降压的作用。西瓜皮含丰富的苹果酸等成分，具有减少胆固醇沉积、软化及扩张血管的作用，可以有效预防心血管疾病的发生。

这样吃，降糖最有效

将西瓜皮削去外层绿皮，切成片，与鸡蛋液搅拌后用植物油热炒，具有滋阴润燥的功效。

推荐食谱

1 瓜皮绿豆汤　总热量 476 千卡

材料： 绿豆 100 克，西瓜皮（不用削去外皮）500 克。

做法： 绿豆洗净，与 1500 毫升水同煮，煮沸后 10 分钟取汤。瓜皮洗净切块，放入煮沸的绿豆汤中再煮。煮沸后冷却即可。

2 翡翠鲤鱼　总热量 633 千卡

材料： 西瓜皮 250 克，茯苓 50 克，净鲤鱼 500 克，生抽、醋、盐、植物油各适量。

做法： 西瓜皮洗干净，削去硬皮，切成菱形片。茯苓洗干净。锅中热油，放入鲤鱼稍煎，再加入生抽、醋，盖上锅盖稍焖。加入西瓜皮、茯苓和 1 杯半清水，用小火焖入味，最后放盐即可。

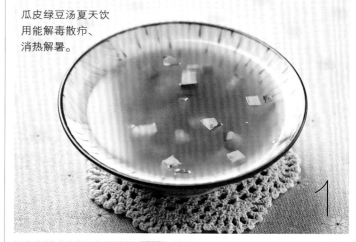

瓜皮绿豆汤夏天饮用能解毒散疥、消热解暑。

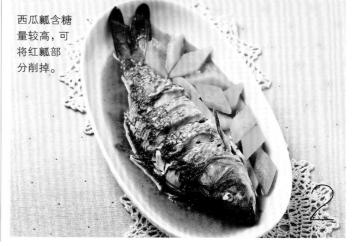

西瓜瓤含糖量较高，可将红瓤部分削掉。

柑橘 热量：51 千卡

算一算：建议每天吃 1~2 个，1 个中等大小的柑橘鲜果重大约为 120 克。

　　柑橘富含类胡萝卜素，类胡萝卜素是一种抗氧化剂，能降低患动脉硬化的风险，还具有强化免疫力的功能。柑橘具有开胃理气、止渴润肺的功效，含有非常丰富的蛋白质、有机酸、维生素以及钙、磷、镁、钠等人体必需的元素。

   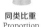

营养成分 Ingredient	含量 Content	同类比重 Proportion

营养成分

同类食物中较高

胡萝卜素		890 微克
维生素 C		28 毫克
铁		0.2 毫克

同类食物中一般

钾		154 毫克
钙		35 毫克

镁		11 毫克

同类食物中较低

蛋白质		0.7 克
脂肪		0.2 克
碳水化合物		11.9 克
膳食纤维（不溶性）		0.4 克
维生素 E		0.92 毫克
硒		0.3 微克
锌		0.08 毫克

对并发症益处

　　吃柑橘时，不要将橘瓣外的白色筋络撕去，橘络中含有一种名为"芦丁（RUTIN）"的维生素，能使人的血管保持正常弹性和密度，减少血管壁的脆性和渗透性，预防毛细血管渗血、高血压患者发生脑出血及糖尿病患者发生视网膜出血等症。

这样吃，降糖最有效

　　柑橘的生糖指数低，能令血糖上升缓慢，可榨汁饮用。

推荐食谱

1 柑橘汁 总热量 51 千卡

材料：柑橘 2 个，温开水适量。
做法：将柑橘洗净去皮，放入榨汁机中。倒出柑橘汁，加入适量温开水即可饮用。

2 橘皮粥 总热量 198 千卡

材料：橘皮末 9 克，大米 50 克，姜汁少许。
做法：将橘皮末、大米以水煎后加少许姜汁冲服。

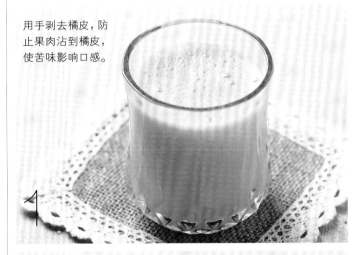

用手剥去橘皮，防止果肉沾至橘皮，使苦味影响口感。

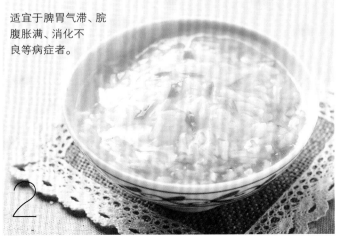

适宜于脾胃气滞、脘腹胀满、消化不良等病症者。

苹果 热量：54 千卡

算一算：建议每天吃半个，1 个中等大小的苹果鲜果重大约为 150 克。

　　苹果所含的果胶，能预防胆固醇增高，减少血糖含量。苹果中的膳食纤维可调节机体血糖水平，预防血糖骤升骤降，所以适量食用苹果，对防治糖尿病有一定的作用。苹果还具有生津、润肺、除烦解暑、开胃、醒酒、止泻的功效。

营养成分 Ingredient	含量 Content	同类比重 Proportion

营养成分

同类食物中较高

维生素 E		2.12 毫克
胡萝卜素		20 毫克

同类食物中一般

膳食纤维（不溶性）		1.2 克
钾		119 毫克

同类食物中较低

蛋白质		0.2 克
脂肪		0.2 克
碳水化合物		13.5 克
维生素 C		4 毫克
钠		1.6 毫克
钙		4 毫克
磷		12 毫克
铁		0.6 毫克
镁		4 毫克

对并发症益处

　　苹果含有较多的钾，对于高血压患者很有好处，而且能预防冠心病的发生。苹果中含有大量维生素、苹果酸，能促使积存于人体内的脂肪分解，经常食用苹果可以预防肥胖。

这样吃，降糖最有效

　　苹果与芹菜一起榨汁饮用，具有降低血压、软化血管壁的作用。适用于高血压、糖尿病及动脉硬化患者。

推荐食谱

1 黑米苹果粥 总热量 437 千卡

材料：黑米 200 克，苹果 1 个，木糖醇少许。
做法：苹果洗净，去核切片；黑米淘洗干净。锅内加水煮开，放入黑米和苹果片。煮至滚沸时加入木糖醇，小火煮 40 分钟即可。

2 银耳苹果羹 总热量 124 千卡

材料：苹果 1 个，银耳（干）10 克，木糖醇适量。
做法：将银耳水发，洗净撕碎；苹果切块。银耳小火炖至酥烂，加入木糖醇再煮 15 分钟，然后将苹果块放入锅中煮熟。

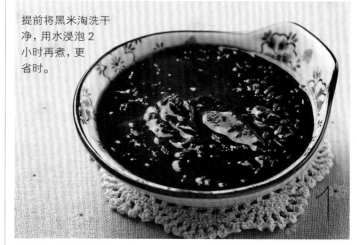

提前将黑米淘洗干净，用水浸泡 2 小时再煮，更省时。

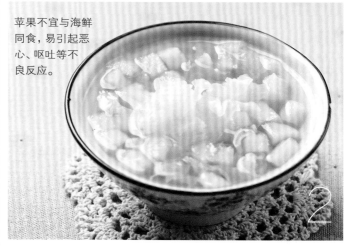

苹果不宜与海鲜同食，易引起恶心、呕吐等不良反应。

火龙果 热量：51 千卡

算一算：建议每天吃半个，1 个中等大小的火龙果鲜果重大约为 350 克。

　　火龙果具有高纤维、低糖分、低热量的特性，对糖尿病、高血压、高胆固醇、高尿酸等现代常见病症有很好的疗效。火龙果营养丰富、功能独特，它含有丰富的维生素和水溶性膳食纤维。火龙果属于凉性水果，在自然状态下，果实于夏秋成熟，味甜，多汁。

营养成分 Ingredient	含量 Content	同类比重 Proportion

营养成分

同类食物中较高

维生素 B$_1$		0.08 毫克
锌		2.28 毫克

同类食物中一般

蛋白质		1.1 克
膳食纤维（不溶性）		1.6 克

磷		35 毫克
镁		30 毫克

同类食物中较低

脂肪		0.2 克
碳水化合物		13.3 克
胡萝卜素		10 微克
维生素 B$_2$		0.02 毫克
维生素 C		3 毫克
铁		0.3 毫克
钙		6 毫克

对并发症益处

　　火龙果含有蛋白质、膳食纤维、B 族维生素等营养成分，对预防糖尿病性周围神经病变有帮助。火龙果含有一般植物少有的植物性白蛋白及花青素，白蛋白对重金属中毒具有解毒功效，并且能够保护胃壁；花青素有抗氧化、抗衰老的作用，还能预防脑细胞变性，抑制阿尔茨海默病，很适合老年人食用。

这样吃，降糖最有效

　　火龙果可以与胡萝卜一起榨汁，适合老年糖尿病患者饮用。

推荐食谱

1 火龙果胡萝卜汁 总热量 64 千卡

材料：火龙果 100 克，胡萝卜 50 克，矿泉水适量。
做法：将火龙果去皮切小块，胡萝卜洗净切小块，两者加适量矿泉水一同放入料理机中搅打成汁即可。

2 水果拼盘 总热量 231 千卡

材料：火龙果、苹果各 1 个（中等大小），西瓜 1 小块。
做法：火龙果、苹果去皮切片，西瓜切丁，倒入碗中稍搅拌即可。若夏天天热，可将拼盘放入冰箱稍微冷藏食用，味道更好。

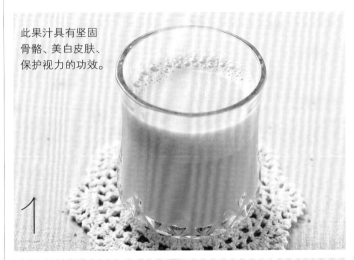

此果汁具有坚固骨骼、美白皮肤、保护视力的功效。

1

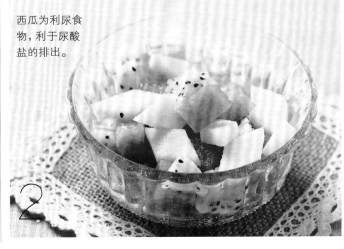

西瓜为利尿食物，利于尿酸盐的排出。

2

草莓 热量：30 千卡

算一算： 建议每天吃 150 克，1 个中等大小的草莓鲜果重大约为 16 克。

　　草莓热量较低，可防止餐后血糖值迅速上升，不会增加胰腺的负担。此外，草莓富含维生素和矿物质，具有辅助降糖的功效。

推荐食谱

1 燕麦草莓粥 总热量 214 千卡

材料：燕麦片 50 克，草莓 100 克。
做法：草莓洗净去蒂，切成小块。燕麦片洗净，加适量水熬煮成粥，加入草莓块搅拌均匀，煮沸后关火即可。

2 草莓牛奶 总热量 138 千卡

材料：牛奶 200 毫升，草莓 100 克。
做法：将草莓洗净去蒂，和牛奶一同放入料理机中搅打成汁即可。

营养成分 Ingredient	含量 Content	同类比重 Proportion

营养成分

同类食物中较高

维生素 C		47 毫克
铁		1.8 毫克

同类食物中一般

蛋白质		1 克
膳食纤维（不溶性）		1.1 克

维生素 B_2		0.03 毫克
磷		27 毫克
钾		131 毫克

同类食物中较低

脂肪		0.2 克
碳水化合物		7.1 克
胡萝卜素		30 微克
钙		18 毫克
镁		12 毫克
维生素 E		0.71 毫克

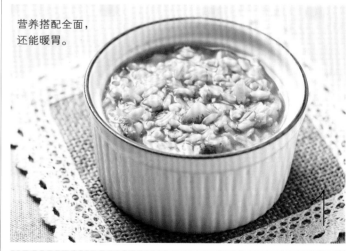

营养搭配全面，还能暖胃。

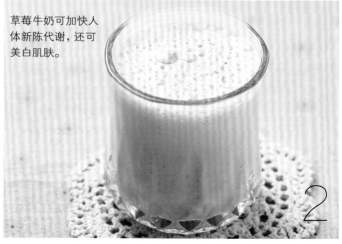

草莓牛奶可加快人体新陈代谢，还可美白肌肤。

对并发症益处

　　草莓中的胡萝卜素能转化为维生素 A，可防止糖尿病引起的眼部病变。草莓中的膳食纤维和果胶能润肠通便，降低血压和胆固醇。草莓对冠心病、动脉粥样硬化等病症具有良好的防治功效。

这样吃，降糖最有效

　　草莓与麦片一起熬粥，具有降压、降脂、降糖的功效，可以作为糖尿病患者的早餐或者加餐食物。

木瓜 热量：27 千卡

算一算：建议每天吃 1/4 个,1 个中等大小的木瓜鲜果重大约为 600 克。

木瓜含有蛋白分解酶,有助于分解蛋白质和淀粉,降低血糖。此外,木瓜还含有独特的番木瓜碱,有助于糖尿病患者增强体质。

营养成分 Ingredient	含量 Content	同类比重 Proportion
营养成分		
同类食物中较高		
胡萝卜素	870 微克	
维生素 C	43 毫克	
硒	1.8 微克	
同类食物中一般		
锌	0.25 毫克	
同类食物中较低		
蛋白质	0.4 克	
脂肪	0.1 克	
膳食纤维（不溶性）	0.8 克	
碳水化合物	7 克	
维生素 E	0.3 毫克	
钾	18 毫克	
镁	9 毫克	
铁	0.2 毫克	
维生素 B_2	0.02 毫克	
维生素 B_1	0.01 毫克	

对并发症益处

木瓜含有一种叫齐墩果酸的成分,此成分有软化血管、降低血脂的功效,对于糖尿病合并血脂异常及动脉硬化的患者很有好处。木瓜含有的蛋白分解酶,还有助于减轻胃肠的工作量,对消化系统大有裨益。

这样吃,降糖最有效

将木瓜与山楂、草果、羊肉、豌豆、大米一起煮粥,具有消积食、散瘀血、降血糖的功效,糖尿病患者可以常吃。

推荐食谱

1 木瓜粥 总热量 481 千卡

材料：木瓜 1 个,大米 100 克。

做法：木瓜洗净后用冷水浸泡,上笼蒸熟,切成小块；大米洗净,冷水浸泡 30 分钟后煮粥。粥成时放入木瓜块,稍煮即可食用。

2 木瓜银耳汤 总热量 235 千卡

材料：木瓜 1 个,银耳(干)50 克。

做法：木瓜洗净去皮、去子,切成小块。银耳泡发,撕成小朵。将银耳放入锅中,煮约 30 分钟,然后将木瓜块入锅稍煮即可。

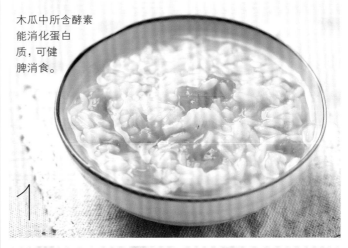

木瓜中所含酵素能消化蛋白质,可健脾消食。

1

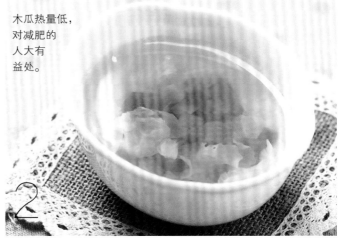

木瓜热量低,对减肥的人大有益处。

2

李子 热量：36 千卡

算一算：建议每天吃 2~3 个，1 个中等大小的李子鲜果重大约为 50 克。

　　李子具有清肝热、生津、利尿之功效，且富含矿物质和多种维生素，适用于虚劳有热型糖尿病患者。李子味酸，还能促进胃酸和胃消化酶的分泌，并能促进胃肠蠕动，因而有改善食欲、促进消化的作用，尤其对胃酸缺乏、食后饱胀、大便秘结者有效。新鲜李子肉中的丝氨酸、甘氨酸、脯氨酸、谷酰胺等氨基酸，有利尿消肿的作用，对肝硬化有辅助治疗效果。

营养成分 Ingredient	含量 Content	同类比重 Proportion

营养成分

同类食物中较高	
无	

同类食物中一般	
维生素 B$_1$	0.03 毫克
钾	144 毫克
铁	0.6 毫克
胡萝卜素	150 微克

同类食物中较低	
蛋白质	0.7 克
脂肪	0.2 克
碳水化合物	8.7 克
膳食纤维（不溶性）	0.9 克
维生素 B$_2$	0.02 毫克
维生素 C	5 毫克
维生素 E	0.74 毫克
镁	10 毫克

对并发症益处

　　李子生糖指数低，能很好地控制血糖升高。另外，贫血患者适当食用李子，有很好的补益作用。李子中还含有番茄红素，能明显减轻由体内过氧化物引起的对淋巴细胞 DNA 的氧化损害，并可减缓动脉粥样硬化的形成。

这样吃，降糖最有效

　　将李子洗净后去核捣烂，榨汁，每次服 25 毫升，每天 3 次，具有清热生津的功效。适用于糖尿病及阴虚内热、咽干唇燥之病症。

推荐食谱

1 李子汁 总热量 54 千卡

材料：李子 3 个，矿泉水适量。

做法：将李子洗净去核，切成小块，放入料理机中，加适量水搅打成汁即成。

2 酸奶沙拉 总热量 222 千卡

材料：李子 3 个，苹果、梨各半个，酸奶 100 毫升。

做法：李子洗净去核，切成小块；苹果、梨洗净去核，切小块。将所有水果放入碗中，淋上酸奶即可。

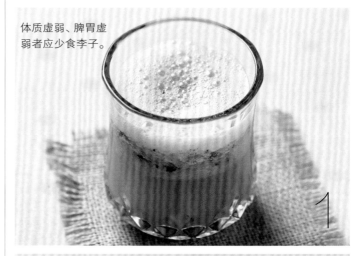

体质虚弱、脾胃虚弱者应少食李子。

1

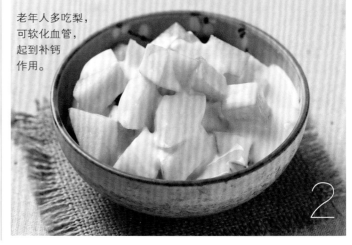

老年人多吃梨，可软化血管，起到补钙作用。

2

猕猴桃 热量：56 千卡

算一算：建议每天吃 100~200 克，1 个中等大小的猕猴桃鲜果重大约为 120 克。

　　猕猴桃中的肌醇是天然糖醇类物质，对调节糖代谢很有好处。猕猴桃含有维生素 C 等多种维生素，营养全面，属于膳食纤维丰富的低脂肪食品，是糖尿病患者较为理想的水果。猕猴桃营养价值丰富，具有多重功效和作用，被人们称为"果中之王"。它含有钙、磷、铁等丰富的矿物质，还含有胡萝卜素和多种维生素，对保持人体健康具有重要的作用。

营养成分 Ingredient	含量 Content	同类比重 Proportion

营养成分

同类食物中较高

维生素 B$_1$	0.05 毫克	
维生素 C	62 毫克	
维生素 E	2.43 毫克	
铁	1.2 毫克	
锌	0.57 毫克	

同类食物中一般

蛋白质	0.8 克

碳水化合物	14.5 克
膳食纤维（不溶性）	2.6 克
胡萝卜素	130 微克
钾	144 毫克

同类食物中较低

脂肪	0.6 克
维生素 B$_2$	0.02 毫克
镁	12 毫克
硒	0.28 微克

对并发症益处

　　猕猴桃中的维生素 C 有助于糖尿病患者增强抗感染的能力。猕猴桃果汁能阻断致癌物质在人体内的合成。

这样吃，降糖最有效

　　猕猴桃的生糖指数比较低，与银耳、木糖醇一起煮汤，具有控制血糖升高、润肺生津、滋阴养胃的功效。适用于烦热、消渴、食欲缺乏的糖尿病患者。

推荐食谱

1 猕猴桃西米粥　总热量 504 千卡

材料：西米 100 克，猕猴桃 200 克，木糖醇 10 克。

做法：西米洗净，浸泡 30 分钟后沥干；猕猴桃去皮，切小丁块。锅中加入清水、西米、木糖醇、猕猴桃块，烧开后稍煮即成。

2 猕猴桃薄荷汁　总热量 164 千卡

材料：猕猴桃 3 个，苹果 1 个，薄荷叶 2~3 片。

做法：猕猴桃削皮，切成 4 块，苹果去核切块。薄荷叶放入果汁机中打碎，再加入猕猴桃块、苹果块一起打成汁，搅拌均匀即可。

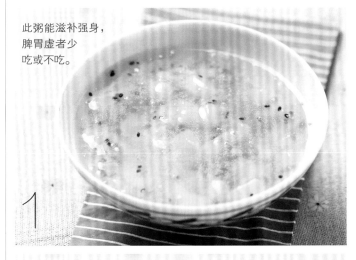

此粥能滋补强身，脾胃虚者少吃或不吃。

1

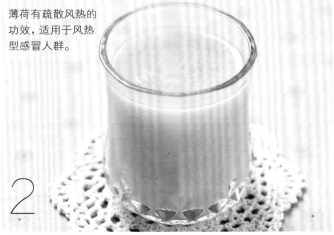

薄荷有疏散风热的功效，适用于风热型感冒人群。

2

菠萝 热量：44 千卡

算一算：建议每天吃 50 克，1 个中等大小的菠萝鲜果重大约为 800 克。

　　菠萝中的膳食纤维，可以促进排便。菠萝的生糖指数为中等，能改善餐后血糖水平，减少糖尿病患者对胰岛素和药物的依赖性，并可增加饱腹感。菠萝具有清暑解渴、消食止泻、补脾胃、固元气、益气血、消食、祛湿、养颜瘦身等功效，为夏令医食兼优的时令佳果，不过一次也不宜吃太多。

营养成分 Ingredient	含量 Content	同类比重 Proportion

营养成分

同类食物中较高

维生素 B_1	0.04 毫克
锰	1.04 毫克

同类食物中一般

膳食纤维（不溶性）	1.3 克
维生素 C	18 毫克
铁	0.6 毫克

钾	113 毫克

同类食物中较低

蛋白质	0.5 克
脂肪	0.1 克
碳水化合物	10.8 克
胡萝卜素	20 微克
维生素 B_2	0.02 毫克
锌	0.14 毫克
钙	12 毫克

对并发症益处

　　菠萝富含维生素 B_1，对预防因糖尿病引起的周围神经病变非常有利。菠萝中含有一种菠萝朊酶，能分解人体摄入过多的蛋白质。菠萝朊酶还可溶解阻塞于组织中的纤维蛋白和血凝块，改善局部血液循环，消除炎症和水肿。

这样吃，降糖最有效

　　菠萝除一般的去皮后直接食用的方法之外，还可以榨汁，以凉开水调服，代茶饮。对口干、口渴、排尿混浊的糖尿病患者很有效果。

推荐食谱

1 菠萝芹菜汁 总热量 27 千卡

材料：菠萝、芹菜各 50 克。
做法：菠萝去皮，切成小块；芹菜洗净，切成小段。将菠萝和芹菜一同放入榨汁机中榨汁即可。

2 菠萝木瓜汁 总热量 163 千卡

材料：菠萝 200 克，木瓜 300 克，蓝莓 10 克，冰块适量，菠萝叶 2 片。
做法：菠萝去皮，蓝莓洗净，木瓜去皮去子，连同菠萝叶放入榨汁机中榨汁。将冰块放入杯中，倒入果汁即可。

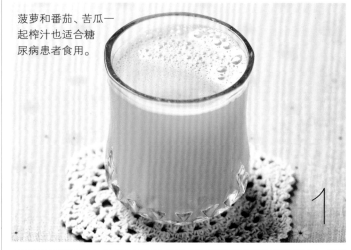

菠萝和番茄、苦瓜一起榨汁也适合糖尿病患者食用。

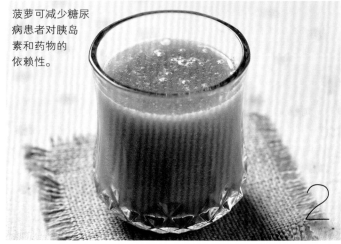

菠萝可减少糖尿病患者对胰岛素和药物的依赖性。

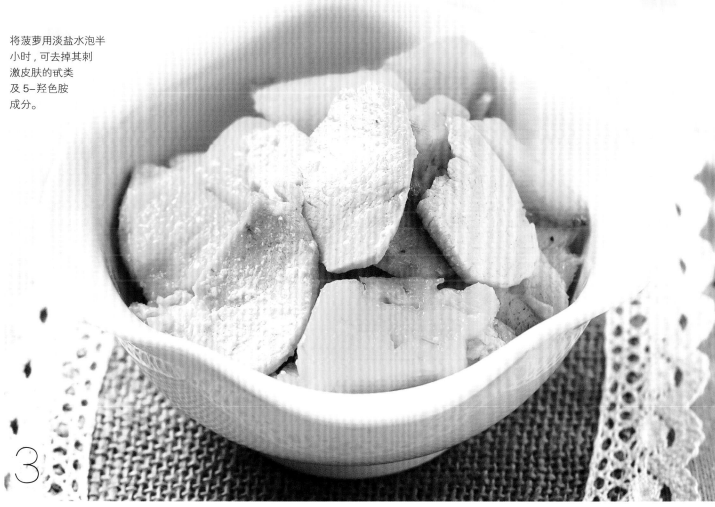

将菠萝用淡盐水泡半
小时，可去掉其刺
激皮肤的甙类
及 5–羟色胺
成分。

3

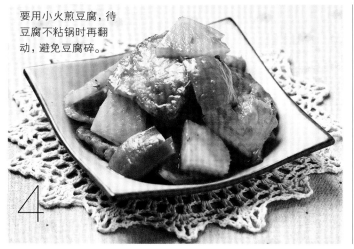

要用小火煎豆腐，待
豆腐不粘锅时再翻
动，避免豆腐碎。

4

3 菠萝鸡片　总热量 307 千卡

材料： 鸡胸肉 200 克，菠萝 100 克，葱花、姜片、黑胡椒粉、盐、植物油各适量。

做法： 鸡胸肉洗净切片；菠萝去皮洗净切片。锅中热油，爆香葱姜，放入鸡肉片炒熟，加入菠萝片、黑胡椒粉、盐稍微翻炒几下即可。

4 菠萝煎豆腐　总热量 277 千卡

材料： 菠萝 150 克，青椒 1 个，北豆腐 200 克，番茄酱、木糖醇、植物油、盐各适量。

做法： 北豆腐切方块后入锅煎至表面金黄，菠萝去皮切片，青椒切块。将番茄酱、木糖醇、盐和水调成汁。锅中热油，下调好的汁炒匀，放青椒片和菠萝片翻炒一会儿，再入豆腐块翻炒均匀即可。

杨桃 热量：29 千卡

算一算： 建议每天吃半个，1 个中等大小的桃鲜果重大约为 110 克。

　　杨桃水分多，热量低，果肉香醇，有清热解毒、消滞利咽、通便等功效，还能降低血糖，是较为适合糖尿病患者食用的水果。杨桃有很高的药用价值，尤其鲜果含糖量非常丰富，成分包括蔗糖、果糖、葡萄糖，还有苹果酸、柠檬酸、草酸、多种维生素、微量脂肪及蛋白质等，对人体有助消化、滋养和保健的作用。除肾病患者应忌口外，一般人群可以放心食用。

营养成分 Ingredient	含量 Content	同类比重 Proportion

营养成分

同类食物中较高		
水分	91.4 克	
锌	0.39 毫克	
维生素 B₂	0.05 毫克	

同类食物中一般		
膳食纤维（不溶性）	1.2 克	
硒	0.83 微克	

钾	128 毫克
铁	0.4 毫克

同类食物中较低	
蛋白质	0.6 克
脂肪	0.2 克
碳水化合物	7.4 克
胡萝卜素	20 微克
维生素 B₁	0.01 毫克
维生素 C	7 毫克
镁	10 毫克

对并发症益处

　　杨桃能减少人体对脂肪的吸收，降低血脂，对高血压、动脉粥样硬化等病有预防作用。杨桃含有大量柠檬酸、苹果酸等，可以促进食物消化，增进食欲，改善糖尿病患者的胃肠功能。

这样吃，降糖最有效

　　中医认为，杨桃清热解毒、生津利尿，被水肿困扰的糖尿病患者不妨在食单中加入 1 个交换份的量（约 90 千卡）。果皮光亮、果肉厚、皮色黄中带绿、棱边青绿的杨桃比较适合糖尿病患者食用。

推荐食谱

1 苹果杨桃汁 总热量 185 千卡

材料： 苹果 2 个，杨桃 1 个，柠檬汁适量。

做法： 所用水果清洗净。苹果切丁；杨桃切块，一起加入料理杯搅打 3~5 分钟，成泥即可。把柠檬汁挤入苹果杨桃汁里即成。

2 星星藕片 总热量 353 千卡

材料： 莲藕 400 克，杨桃 250 克，盐、白醋、木糖醇、葱各适量。

做法： 莲藕洗净，去皮，切薄片，放入开水中氽煮 1 分钟；杨桃洗净，切薄片；葱切末。在藕片和杨桃中加入调味品拌匀即可。

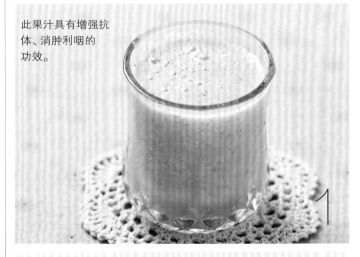

此果汁具有增强抗体、消肿利咽的功效。

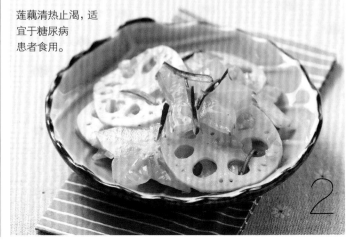

莲藕清热止渴，适宜于糖尿病患者食用。

橙子 热量：47 千卡

算一算：建议每天吃半个，1 个中等大小的橙子鲜果重大约为 200 克。

橙子被称为"疗疾佳果"，含有丰富的维生素 C、钙、磷、钾、胡萝卜素、柠檬酸、橙皮甙以及醛、醇、烯类等物质。橙子的含糖量低，常食有助于预防糖尿病，增强抵抗力，橙子能生津止渴，对糖尿病患者的口渴症状也有不错的改善效果。

营养成分 Ingredient	含量 Content	同类比重 Proportion

营养成分

同类食物中较高

维生素 B$_1$	0.05 毫克
维生素 C	33 毫克

同类食物中一般

蛋白质	0.8 克
维生素 B$_2$	0.04 毫克
铁	0.4 毫克

同类食物中较低

脂肪	0.2 克
碳水化合物	11.1 克
膳食纤维（不溶性）	0.6 克
胡萝卜素	160 毫克
维生素 E	0.56 毫克
钙	20 毫克
镁	14 毫克
锌	0.14 毫克

对并发症益处

橙子中含有橙皮苷、柠檬酸、苹果酸、琥珀酸、果胶和维生素等营养成分，具有增加毛细血管的弹性、降低血液中胆固醇的功效，还有防治高血压、动脉硬化的作用，对糖尿病引起的一系列血管疾病大有好处。橙子含有的维生素 P 能保护血管，预防糖尿病引起的视网膜出血。

这样吃，降糖最有效

橙汁榨好后应立即饮用，否则空气中的氧会使其维生素 C 的含量迅速降低。

推荐食谱

1 菠萝橙汁 总热量 297 千卡

材料：橙子 400 克，菠萝、番茄各 100 克，西芹、柠檬各适量。
做法：番茄洗净；橙子、柠檬去皮，与菠萝均切小块；西芹洗净，切段。将所有材料放进榨汁机中榨取汁液即可。

2 南瓜橙子浓汤 总热量 221 千卡

材料：南瓜 300 克，橙子 1 个，牛奶 200 毫升，盐、胡椒粉各少许。
做法：橙子剥皮；南瓜去皮切块。锅中加水煮沸，放入切好的南瓜和橙子，稍煮，倒入牛奶煮开。放入盐、胡椒粉即可。

新鲜橙汁的最佳饮用时间最好在饭后 20 ~30 分钟。

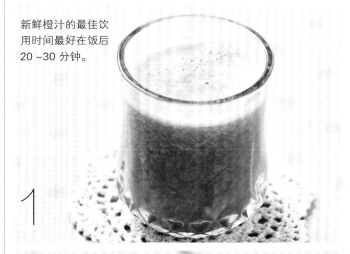

1

橙子中所含的维生素 P，可增强糖尿病患者的免疫力。

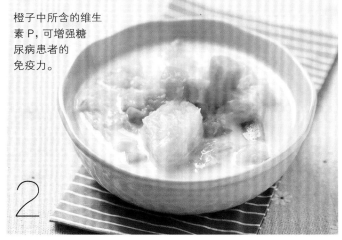

2

石榴 热量：73 千卡

算一算：建议每天吃 30 克，1 个中等大小的石榴鲜果重大约为 200 克。

　　石榴中含有铬元素，铬在糖和脂肪的新陈代谢中起着重要作用，是葡萄糖耐量因子的组成成分，有益于糖尿病患者。石榴具有生津止渴、收敛固涩、止泻止血的功效，适用于津亏、口燥咽干、烦渴、久泻等病症。

营养成分
Ingredient

含量
Content

同类比重
Proportion

营养成分

同类食物中较高

膳食纤维（不溶性）	4.8 克
维生素 B_1	0.05 毫克
维生素 E	4.91 毫克
钾	231 毫克
磷	71 毫克

同类食物中一般

蛋白质	1.4 克
碳水化合物	18.7 克
维生素 B_2	0.03 毫克
镁	16 毫克

同类食物中较低

脂肪	0.2 克
维生素 C	9 毫克
铁	0.3 毫克
锌	0.19 毫克

对并发症益处

　　糖尿病患者患动脉硬化的风险较高，而动脉硬化会造成冠心病、心肌梗死、脑卒中和其他循环性疾病。石榴汁中的抗氧化物，有益于降低因糖尿病而造成心血管病的风险。

这样吃，降糖最有效

　　吃完石榴后，将石榴皮洗净、晒干，自制成石榴茶。对糖尿病患者来说，石榴茶是一种非常理想的饮品。

推荐食谱

1 石榴汁 总热量 95 千卡

材料：石榴 1 个，矿泉水适量。
做法：石榴掰开，去皮取子，将石榴子放入纱布中搅汁，兑入适量的矿泉水即可。

2 西柚石榴汁 总热量 145 千卡

材料：石榴、西柚各 1 个。
做法：石榴掰开，去皮取子；西柚去掉外皮，掰成小块。将西柚和石榴子一同放入榨汁机中榨汁即可。

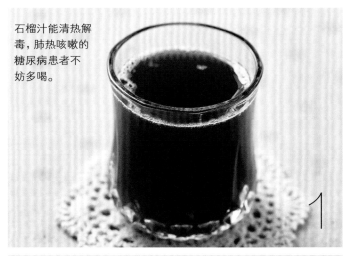

石榴汁能清热解毒，肺热咳嗽的糖尿病患者不妨多喝。

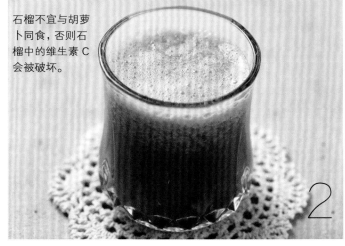

石榴不宜与胡萝卜同食，否则石榴中的维生素 C 会被破坏。

柠檬　热量：35 千卡

算一算：建议每天吃 1/4 个，1 个中等大小的柠檬鲜果重大约为 50 克。

　　柠檬含糖量很低，具有止渴生津、祛暑清热、化痰、止咳、健胃、健脾、止痛、杀菌等功效，对糖尿病、高血压和血脂异常等症都有很好的防治效果。

营养成分 Ingredient	含量 Content	同类比重 Proportion

营养成分

同类食物中较高

维生素 B$_1$	0.05 毫克
锌	0.65 毫克
钾	209 毫克
钙	101 毫克

同类食物中一般

蛋白质	1.1 克

脂肪	1.2 克
维生素 C	22 毫克
维生素 E	1.14 毫克
膳食纤维（不溶性）	1.3 克
铁	0.8 毫克
硒	0.5 微克
镁	37 毫克

同类食物中较低

碳水化合物	6.2 克
维生素 B$_2$	0.02 毫克

对并发症益处

　　圣草枸橼酸苷是柠檬中所含的一种特有成分，日本专家经研究认为，它有预防脏器功能障碍和白内障等糖尿病并发症的作用。柠檬中所含的大量维生素 C，能增强身体的抵抗力，对糖尿病患者预防感染性疾病很有帮助。

这样吃，降糖最有效

　　在烹饪粥、馒头等生糖指数较高的食物时，可以将 30~50 毫升的柠檬汁加入粥或面粉中，每天 1 次，长期食用降糖效果更佳。

推荐食谱

1 柠檬玫瑰茶　总热量 30 千卡

材料：柠檬 3 片，玫瑰花 5 朵。

做法：将玫瑰花用开水冲泡，放温后加入柠檬片稍微泡一会儿即可饮用。

2 柠檬薄荷茶　总热量 32 千卡

材料：柠檬半个，薄荷叶 5~10 片，绿茶适量。

做法：柠檬切片，薄荷洗净，切碎；开水泡绿茶，温水时加入柠檬片，待水不烫时加入薄荷叶即可。

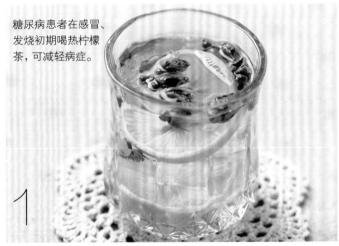

糖尿病患者在感冒、发烧初期喝热柠檬茶，可减轻病症。

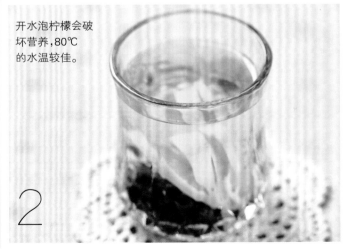

开水泡柠檬会破坏营养，80℃的水温较佳。

忌 慎

柿子

含糖量高,主要是葡萄糖和果糖在肠道中能被直接而快速地吸收,使血糖迅速升高。因此,糖尿病患者尤其是血糖控制欠佳的糖尿病患者不宜食用。柿子中含有大量的单宁、胶质和一些可溶性收敛剂成分,空腹时我们的胃酸会分泌增多,且此时浓度高,而若与我们胃液中的高浓度融合,有可能导致结石。

热量高。每 100 克柿子鲜果中含热量 71 千卡,建议不食用或用 50 克柚子代替。

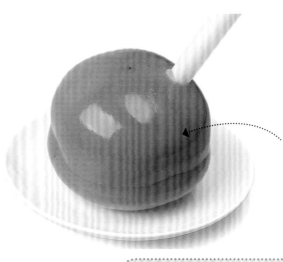

柿子中约含 10.8% 的糖类,糖尿病患者食用,易致血糖升高。

甘蔗

有糖蔗和果蔗两类。糖蔗用于榨糖,果蔗可供人直接鲜食。甘蔗含糖量极为丰富,其中蔗糖、葡萄糖及果糖的含量高达 12%,食用后易使血糖迅速升高,故糖尿病患者最好忌食。甘蔗性寒,脾胃虚寒、胃腹寒疼者不宜食用。虽然甘蔗有解酒功能,但不能与白酒同食,同食易生痰。

含糖量高。每 100 克甘蔗鲜果中含热量 64 千卡,建议不食用或用半个苹果代替。

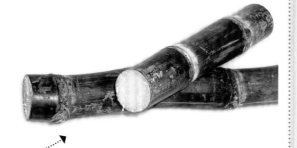

甘蔗中含各类糖量高达 12%,糖尿病患者最好忌食。

甜瓜

含糖量高,糖尿病患者食用后极易使血糖升高。甜瓜属寒性水果,多食易造成腹泻,因此,肠胃虚寒的糖尿病患者不宜食用。由于甜瓜的助泻利便作用显著,所以一般人吃多了甜瓜,就会出现腹泻腹痛症状。患有脚气病、黄疸症、腹胀、便滑的人及产后的女性、大病初愈的患者尤其不宜食用甜瓜。

含糖量高。每 100 克甜瓜鲜果中含热量 26 千克,建议不食用或用半个火龙果代替。

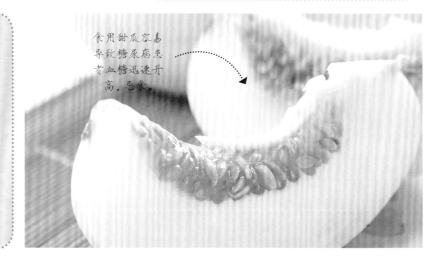

食用甜瓜容易导致糖尿病患者血糖迅速升高,忌食。

慎 忌

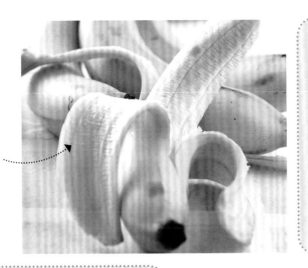

香蕉中的糖类均为单糖，糖尿病并消化不良者不宜食用。

香蕉

含糖量高，且主要是葡萄糖和果糖，它们均为单糖，单糖在肠道中吸收速度最快，食后血糖会迅速升高。患有糖尿病肾病的人，肾脏排泄钾的能力下降，往往合并有高钾血症，而香蕉含钾丰富，食后会加重病情。糖尿病患者胃酸过多、消化不良或腹泻时，都不宜吃香蕉。

升糖速度快。每 100 克香蕉鲜果中含热量 91 千卡，建议不食用或者用 100 克猕猴桃代替。

杨梅

具有消食、除湿、解暑、生津止咳、助消化、御寒、止泻、利尿、防治霍乱等多种医药功能，有"果中玛瑙"之誉。但杨梅富含果酸，会对食物中的蛋白质起凝固作用，影响消化吸收。因此，糖尿病并发胃炎的患者不宜食用，尤其不宜空腹食用，否则会引起胃酸分泌过多，导致诱发或加重病情。

不利消化吸收。每 100 克杨梅鲜果中含热量 28 千卡，建议不食用或用半个杨桃代替。

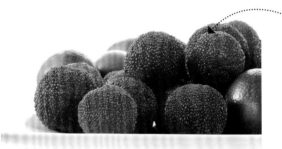

糖尿病患者可适量食用，但糖尿病并发胃炎患者不宜食用。

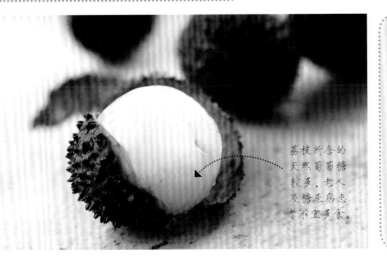

荔枝所含的天然葡萄糖较多，老人及糖尿病患者不宜多食。

荔枝

性温热，极易助热上火，加重糖尿病患者的内热症状。荔枝中含丰富的葡萄糖、果糖、蔗糖，其葡萄糖含量占糖总量的 66%，因此，糖尿病患者应忌食。老年人多食荔枝可加重便秘。长青春痘、生疮、伤风感冒或有急性炎症时，也不适宜吃荔枝，否则会加重病症。

性热易助火，含糖量高。每 100 克荔枝鲜果中含热量 70 千卡，建议不食用或用 10 个樱桃代替。

葡萄

既可做水果生食，也可酿酒或制作葡萄干。但葡萄中含糖量较高，且以葡萄糖为主，而糖尿病患者的胰岛素分泌不足，使葡萄糖在体内利用减少，吃了葡萄后会使血糖迅速升高。葡萄中含丰富的钾元素，而糖尿病肾病患者可能发生合并高钾血症，要严格限制钾的摄入量，因此不宜吃葡萄。

含糖量高，升糖快。 每 100 克葡萄鲜果中含热量 43 千卡，建议不食用或用 100 克草莓代替。

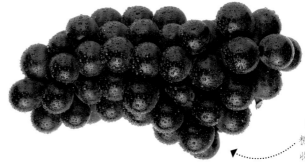

葡萄富含葡萄糖，易被人体吸收，不适合糖尿病患者食用。

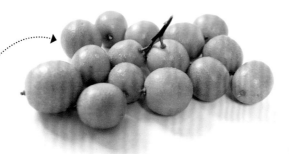

糖尿病患者不宜多食金橘，而糖尿病肾病更不宜多食。

金橘

含糖量高，食用后易使血糖迅速升高。糖尿病患者因其胰岛功能受损，胰岛素分泌相对不足，葡萄糖利用减少，因此血糖会升高。食用含糖量高的食物会进一步加重病情。金橘含钾很高，已患有糖尿病肾病或是有钾、磷等代谢障碍的患者不宜食用。

含糖、含钾量过高。 每 100 克金橘鲜果中含热量 55 千卡，建议不食用或用 1 个柑橘代替。

桂圆

果肉含全糖 12.38%~22.55%，还原糖 3.85%~10.16%，含糖量很高，不适合糖尿病患者食用。桂圆果肉性温热，易助热上火，加重糖尿病患者阴虚火旺的症状，有上火发炎症状的时候也不宜食用。内有痰火或阴虚火旺，以及湿滞停饮者忌食；舌苔厚腻、气壅胀满、肠滑便泻、风寒感冒、消化不良者忌食。

含糖高，易助火。 每 100 克桂圆鲜果中含热量 71 千卡，建议不食用或用半个橙子代替。

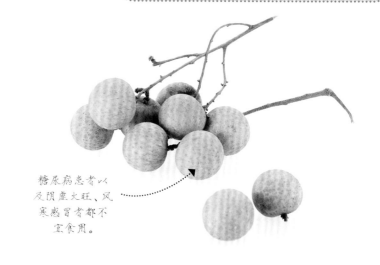

糖尿病患者以及阴虚火旺、风寒感冒者都不宜食用。

慎 忌

糖尿病患者不宜多食红枣，尤其是干红枣。

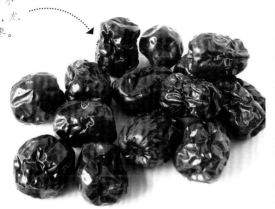

红枣

性平和，含有多种滋补成分，能促进人体新陈代谢，对血管疾病和一些过敏性疾病都有一定疗效。但糖尿病患者不宜过量食用，因为红枣含糖分丰富，尤其是晒干后的干枣。又因红枣味道甘甜，很容易在不知不觉间吃多，因此，糖尿病患者要谨慎食用。如果过量食用还会有损消化功能，造成胃肠不适。

含糖高，不利消化。 每 100 克红枣鲜果中含热量 122 千卡，建议不食用或用半个苹果代替。

榴莲

含热量及糖分较高，肥胖者、糖尿病患者、高血压患者均不宜多吃，控糖效果不好的糖尿病患者最好禁食。虽然榴莲富含营养，但是当肠胃无法完全吸收时，会引起上火，且不易消化。热性体质、喉痛咳嗽、患感冒、阴虚体质、气管敏感者吃榴莲会令病情恶化，对身体无益，不宜食用。

含糖高。 易引发上火。每 100 克榴莲鲜果中含热量 147 千卡，建议不食用或用半个橙子代替。

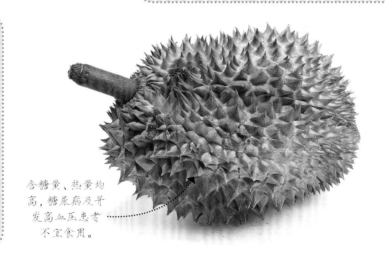

含糖量、热量均高，糖尿病及并发高血压患者不宜食用。

等值水果类交换表 每份水果类提供蛋白质 1 克，碳水化合物 21 克，热能 90 千卡。

食品	重量（克）	食品	重量（克）
西瓜	500	草莓	300
葡萄	200	李子、杏	200
猕猴桃	200	柑橘、橙子、柚子（带皮）	200
梨、桃、苹果	200	柿子、香蕉、荔枝（带皮）	150

热量较高的食物要精算少吃 ▶▶▶

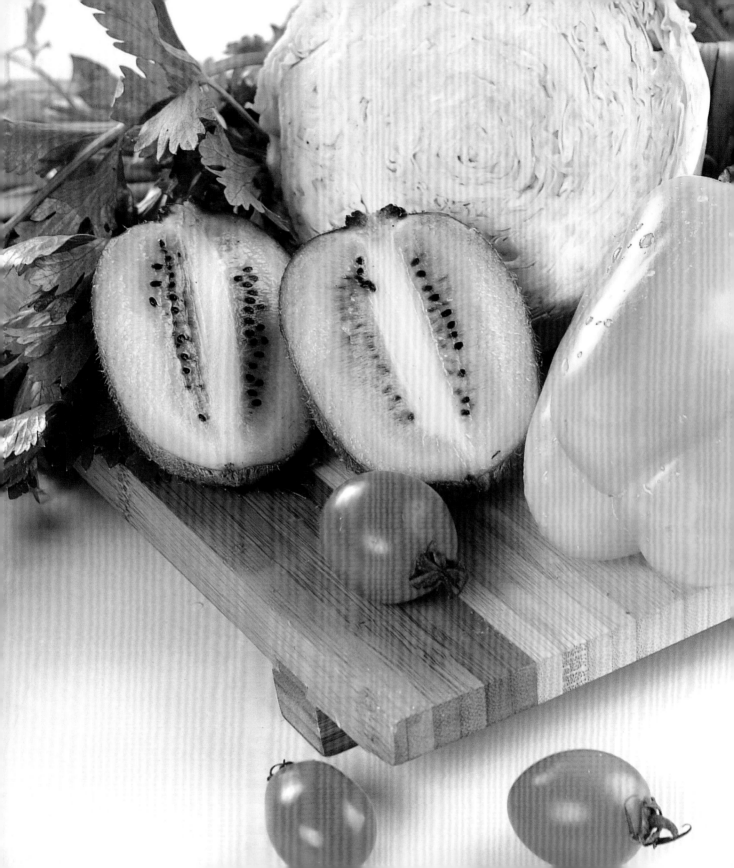

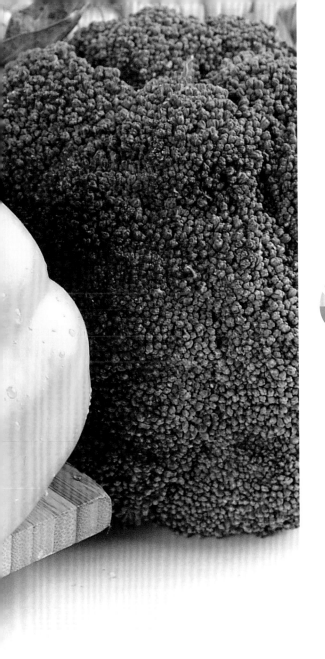

第三章
算蔬菜

　　蔬菜是人们日常饮食中必不可少的食物之一。蔬菜可提供人体所必需的多种维生素和矿物质等营养物质，并且大部分蔬菜中碳水化合物、蛋白质和脂肪的含量都很少，不会给血糖增加负担。此外，蔬菜中还有多种多样的植物化学物质，是人们公认的对健康有效的成分。

向大夫说，吃蔬菜要新鲜，绿叶蔬菜是首选

绝大部分蔬菜中所含的碳水化合物、蛋白质和脂肪都很少，能量也很少，所以糖尿病患者的食谱一般不需精确计算蔬菜的摄入量。建议糖尿病患者每天摄入 500 克或更多蔬菜，并且做到一日三餐均有蔬菜。有些糖尿病患者会因控制总能量而饥饿难耐，此时增加蔬菜摄入量也是解决问题的好办法。

蔬菜并不是可以任意选用的，蔬菜也含有一定热量，像土豆、山药、毛豆之类的蔬菜，其碳水化合物含量都很高，因此进食蔬菜也要计入总热量。

糖尿病患者如何选用蔬菜

蔬菜含糖类少，能量低，升高血糖作用弱。蔬菜还含有丰富的基本营养素、膳食纤维以及植物化学物质。没有其他食物能比蔬菜更能接近糖尿病饮食治疗的目标了：既能维持满意的血糖水平与合理的体重，又能提供均衡的营养，还能减少心血管疾病的危险因素，包括血脂异常和高血压等。

因此，糖尿病患者应高度重视蔬菜的摄入量，每天 500 克以上，并精心选择蔬菜品种。蔬菜按其结构和可食用部分不同，可分为叶和嫩茎类、花类、根茎类、瓜类、茄果类、鲜豆类、葱蒜类、薯芋类和菌藻类等。不同类别的蔬菜，营养成分差异也较大。

新鲜绿叶菜平均维生素含量居于各类蔬菜之首。100 克新鲜绿叶菜的维生素 C 平均含量在 20~60 毫克之间，是苹果平均值的 5~15 倍。绿叶菜中类黄酮、叶黄素、叶绿素等植物化学物质含量都比较高。例如，菠菜中的总黄酮含量是茄子的 3.7 倍，而油菜是洋葱的 5.2 倍。所以绿色叶菜堪称蔬菜的最佳代表，绿叶蔬菜是糖尿病患者选择蔬菜的首选。

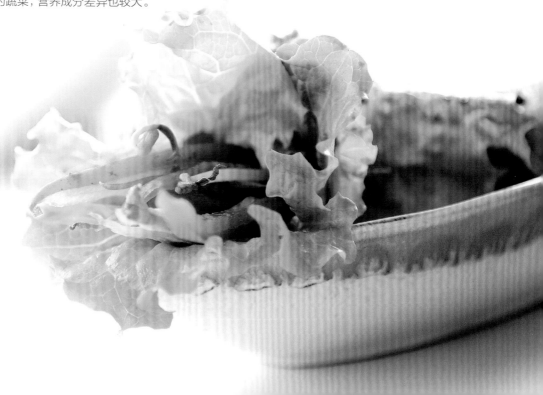

蔬菜富含膳食纤维，是糖尿病患者饮食首选，而新鲜的绿色菜叶种类更是居于榜首。

如何最大限度地保留蔬菜营养成分

蔬菜所含维生素、矿物质、植物化学物质大部分是水溶性的，有些还对热不稳定，故容易在烹调过程中流失或破坏。为尽量减少营养素损失，烹调蔬菜时应采取以下措施。

先洗后切

蔬菜在水洗时保持完整，可以减少营养损失。如果先切后洗，则水溶性的营养物质会从"伤口"处大量流失。餐饮机构需要大批加工蔬菜，通常都是先切后洗，导致蔬菜类菜肴营养品质降低。

急火快炒

烹制菜肴时，温度越高，维生素被破坏得越多；加热时间越长，维生素被破坏得越多。急火快炒相对于慢火慢炒，更有利于减少对维生素的破坏。

另外，急火快炒可防止水分渗出，从而减少水溶性营养素流失。有实验表明，蔬菜煮 3 分钟，维生素 C 损失 5%；煮 10 分钟，维生素 C 损失达 30%。

现做现吃，少吃或不吃剩菜

炒好的蔬菜，放置的时间越长，则维生素被破坏越多。且剩菜食用前还要再次加热，等于又破坏一次维生素。除维生素损失外，剩菜放置时间较长时，还会生成较多亚硝酸盐。经常摄入含较多亚硝酸盐的剩菜，不利于健康。

炒菜时加点醋

加醋有助于保护维生素。因为大部分维生素在酸性条件下比较稳定，不容易破坏。加醋还能促进对钙、铁等矿物质的吸收。更为重要的是，加醋还能降低食物的血糖生成指数（GI）。

直接生吃或焯水后凉拌

任何加热烹调方法，都会破坏对热不稳定的维生素，所以生吃蔬菜有一定的营养优势。

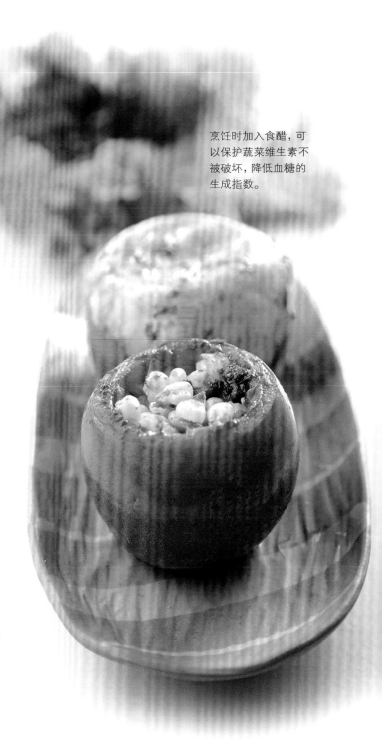

烹饪时加入食醋，可以保护蔬菜维生素不被破坏，降低血糖的生成指数。

大白菜 热量：17 千卡

算一算：建议每天吃 100 克，1 棵中等大小的新鲜大白菜重大约为 2500 克。

　　大白菜热量低，所含膳食纤维有利于肠道蠕动和废物的排出，可以延缓餐后血糖上升，是预防糖尿病和肥胖症的理想食品。

营养成分 Ingredient	含量 Content	同类比重 Proportion

营养成分

同类食物中较高

无

同类食物中一般

维生素 B$_1$		0.04 毫克
维生素 B$_2$		0.05 毫克
维生素 C		31 毫克
锌		0.38 毫克

胡萝卜素		120 微克
硒		0.49 微克
钙		50 毫克

同类食物中较低

膳食纤维（不溶性）		0.8 克
蛋白质		1.5 克
脂肪		0.1 克
碳水化合物		3.2 克
维生素 A		20 微克
维生素 E		0.76 毫克

对并发症益处

　　大白菜中的锌，可促进人体对钙的吸收，减少钙的排放和流失，预防由糖尿病引起的骨质疏松。大白菜含有较为丰富的维生素，能够清除糖尿病患者糖代谢过程中产生的自由基。大白菜能在人体内产生一种酶，有效抑制癌细胞的生长和扩散。

这样吃，降糖最有效

　　大白菜搭配肉片或者豆腐、海米等，可使营养素相互补充，提高菜肴的营养价值。

推荐食谱

1 大白菜粥　总热量 190 千卡

材料： 大白菜叶 2 片，大米 50 克，盐适量。

做法： 大白菜洗净，切成细丝；大米淘洗干净，加适量水熬煮成粥。将白菜丝放入粥里煮 5 分钟，加适量盐调味即可。

2 白菜炖豆腐　总热量 187 千卡

材料： 大白菜 200 克，豆腐、猪瘦肉片各 50 克，调味品各适量。

做法： 大白菜切小块；豆腐切片；爆香葱姜，加入肉片快速翻炒，加适量开水，投入大白菜和豆腐，煮熟后放入调味品即可。

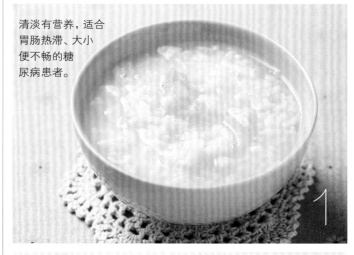

清淡有营养，适合胃肠热滞、大小便不畅的糖尿病患者。

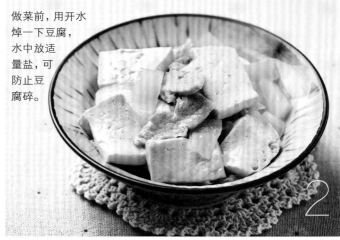

做菜前，用开水焯一下豆腐，水中放适量盐，可防止豆腐碎。

圆白菜 热量：22 千卡

算一算：建议每天吃 70 克，1 棵中等大小的新鲜圆白菜重大约为 1000 克。

　　人体内铬的储存不足，可导致胰岛素活性降低，使糖耐量受损，引发糖尿病。圆白菜富含铬，能调节血糖和血脂，是糖尿病患者和肥胖者的理想食物。

营养成分 Ingredient	含量 Content	同类比重 Proportion

营养成分

同类食物中较高

无		

同类食物中一般

维生素 C	40 毫克	
磷	26 毫克	
硒	0.96 微克	
镁	12 毫克	
钙	49 毫克	

维生素 B_1	0.03 毫克	
维生素 B_2	0.03 毫克	

同类食物中较低

蛋白质	1.5 克	
脂肪	0.2 克	
碳水化合物	4.6 克	
维生素 A	12 微克	
膳食纤维（不溶性）	1 克	
胡萝卜素	70 微克	
维生素 E	0.5 毫克	
钾	124 毫克	
锌	0.25 毫克	

对并发症益处

　　圆白菜对促进造血功能的恢复、抗血管硬化、阻止糖类转变成脂肪、预防血清胆固醇沉积等具有良好的功效，并且对心脑血管疾病等有预防功能。圆白菜中的胡萝卜素，可预防夜盲症。圆白菜所含的硒，有助于预防弱视，抵抗重金属毒害。

这样吃，降糖最有效

　　对于糖尿病患者来说，进食圆白菜的方法，以凉拌、做沙拉或榨汁最佳。即使做熟，也不宜加热过久，以免其中的有效成分被破坏。

推荐食谱

1 圆白菜炒番茄 总热量 93 千卡

材料：圆白菜 250 克，番茄 200 克，葱花、调味品各适量。
做法：番茄去皮切块；圆白菜洗净切片；油锅烧熟后，煸香葱花，加圆白菜炒至 7 成熟，投入番茄略炒，加入调味品即可。

2 圆白菜苹果汁 总热量 96 千卡

材料：圆白菜 200 克，苹果 100 克。
做法：圆白菜洗净切成适宜放入榨汁机的块，苹果洗净切成块，将两者一同放入榨汁机中榨汁即可。

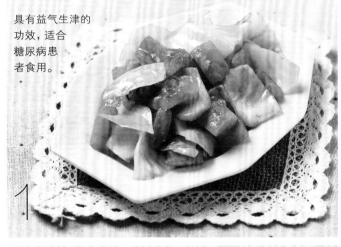

具有益气生津的功效，适合糖尿病患者食用。

1

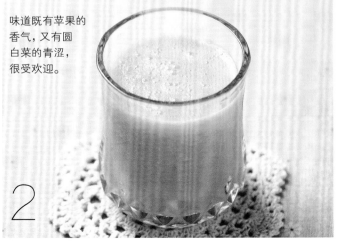

味道既有苹果的香气，又有圆白菜的青涩，很受欢迎。

2

菠菜 热量：24 千卡

算一算：建议每天吃 80~100 克，1 棵中等大小的新鲜菠菜重大约为 10 克。

　　菠菜中含有较多的胡萝卜素及铬等微量元素，并含有膳食纤维，能稳定血糖，尤其是 2 型糖尿病患者，食用菠菜能较好地控制血糖。

营养成分 Ingredient	含量 Content	同类比重 Proportion

营养成分

同类食物中较高

胡萝卜素	2920 微克
维生素 B$_2$	0.11 毫克
维生素 A	487 微克

同类食物中一般

膳食纤维（不溶性）	1.7 克
维生素 C	32 毫克

维生素 B$_1$	0.04 毫克
维生素 E	1.74 毫克
钾	311 毫克
镁	58 毫克
铁	2.9 毫克
钙	66 毫克

同类食物中较低

蛋白质	2.6 克
脂肪	0.3 克
碳水化合物	4.5 克

对并发症益处

　　菠菜含有大量的膳食纤维，利于排出肠道中的有毒物质，润肠通便，对糖尿病并发便秘患者有益。菠菜还富含铁，常吃菠菜令人面色红润，不易患缺铁性贫血。

这样吃，降糖最有效

　　菠菜含有草酸，不但使菠菜有涩味，而且食后影响人体对钙的吸收，并会造成骨钙流失，易导致骨质疏松。因此，烹饪菠菜时应先用开水焯烫，以减少草酸含量。

推荐食谱

1 凉拌菠菜 总热量 48 千卡

材料：菠菜 200 克，盐、醋、香油、蒜末、葱花各适量。
做法：菠菜择洗干净，在开水中焯熟，捞出过凉水，沥干水分，切成段。将调味品放入菠菜中拌匀即可。

2 菠菜猪血汤 总热量 52 千卡

材料：菠菜 100 克，猪血 50 克，香油、葱段、盐各适量。
做法：菠菜切段；猪血切块。锅放入适量香油，炒香葱段后放入适量开水，将猪血、菠菜段、盐放入锅中，煮至菠菜变色即可。

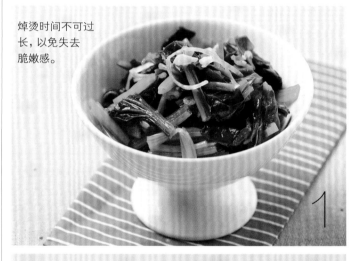

焯烫时间不可过长，以免失去脆嫩感。

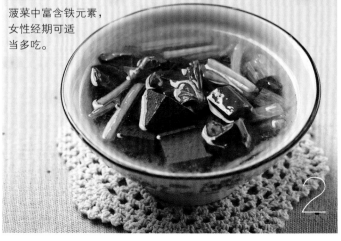

菠菜中富含铁元素，女性经期可适当多吃。

芹菜 热量：14 千卡

算一算：建议每天吃 50 克，1 棵中等大小的新鲜芹菜重大约为 500 克。

　　芹菜富含膳食纤维，能阻碍消化道对糖的吸收，有降血糖作用；芹菜中的黄酮类物质，可改善微循环，促进糖在肌肉等组织中的转化。芹菜，有水芹、旱芹、西芹三种，功能相近，药用以旱芹为佳。

营养成分 Ingredient	含量 Content	同类比重 Proportion

营养成分

同类食物中较高

无	

同类食物中一般

膳食纤维（不溶性）	1.4 克
维生素 E	2.21 毫克
维生素 B$_2$	0.08 毫克
钙	48 毫克

硒	0.47 微克
钾	154 毫克
锌	0.46 毫克

同类食物中较低

蛋白质	0.8 克
脂肪	0.1 克
碳水化合物	3.9 克
维生素 C	12 毫克
维生素 B$_1$	0.01 毫克
铁	0.8 毫克
镁	10 毫克

对并发症益处

　　芹菜素能抑制血管平滑肌增殖，预防动脉硬化，适合血脂异常、高血压、动脉硬化及肿瘤患者食用。芹菜中的芹菜素有明显的降压作用，芹菜的提取物有降低血脂（总胆固醇、低密度脂蛋白胆固醇、甘油三酯）的作用。

这样吃，降糖最有效

　　取新鲜芹菜榨汁，煮沸后服用，每天 3 次，连服 3 个月，有降血糖的作用。

推荐食谱

1 芹菜汁　总热量 24 千卡

材料： 芹菜 200 克。

做法： 芹菜洗净，切成长段，将芹菜段放入料理机中搅打成汁即可。

2 木耳拌芹菜　总热量 65 千卡

材料： 芹菜 200 克，木耳 20 克，葱花、蒜末、醋、盐、香油各适量。

做法： 木耳泡发洗净，撕成小块；芹菜择洗干净，切斜段，在开水中焯一下；将木耳和芹菜放入容器中，加入调味品拌匀即可。

芹菜能降血压、降血脂，糖尿病并发低血压患者不宜多食。

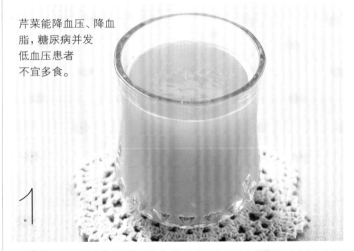

1

高温水易使干木耳细胞破裂，凉水又不易泡发，温水泡最佳。

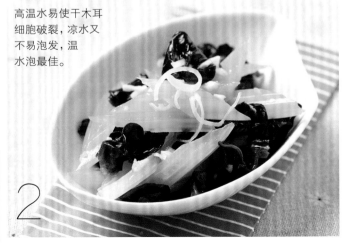

2

苋菜 热量：25 千卡

算一算：建议每天吃 80 克，1 棵中等大小的新鲜苋菜重大约为 10 克。

苋菜富含镁元素，镁是人体不可或缺的矿物质，对维持血糖稳定起着重要作用，补镁可改善糖耐量，减少胰岛素的用量。

营养成分 Ingredient	含量 Content	同类比重 Proportion
营养成分		
同类食物中较高		
胡萝卜素		2110 微克
维生素 A		352 微克
维生素 C		47 毫克
维生素 B$_2$		0.12 毫克
钙		187 毫克
镁		119 毫克
同类食物中一般		
膳食纤维（不溶性）		2.2 克
维生素 B$_1$		0.03 毫克
铁		5.4 毫克
钾		207 毫克
锌		0.8 毫克
磷		59 毫克
同类食物中较低		
蛋白质		2.8 克
脂肪		0.3 克
碳水化合物		5 克

对并发症益处

糖尿病患者伴心、肾、视网膜及神经病变并发症与缺镁有一定关系，苋菜中的镁能够帮助减少糖尿病并发症和降低死亡率。苋菜富含易被人体吸收的钙质，对牙齿和骨骼的生长可起到促进作用，并能维持正常的心肌活动，防止肌肉痉挛，预防糖尿病骨质疏松。苋菜还富含铁，能增加血红蛋白含量，提高携氧能力。

这样吃，降糖最有效

香油炒苋菜，是糖尿病并发便秘患者的食疗佳品。

推荐食谱

1 香油炒苋菜 总热量 50 千卡

材料： 苋菜 200 克，香油、盐、葱花各适量。
做法： 苋菜择洗干净，切成段；锅中热香油，爆香葱花，放入苋菜翻炒至变软，加入适量盐调味即可。

2 凉拌苋菜 总热量 50 千卡

材料： 苋菜 200 克，蒜泥、葱花、醋、盐、香油各适量。
做法： 将苋菜择洗干净，在开水中焯烫，在凉水中过一下，沥干切段。将蒜泥等调味品放入苋菜中拌匀即成。

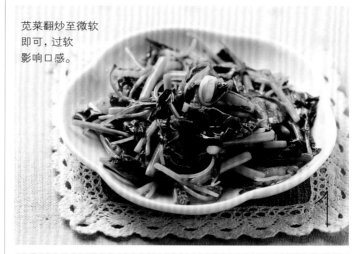

苋菜翻炒至微软即可，过软影响口感。

1

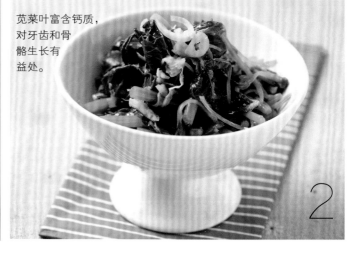

苋菜叶富含钙质，对牙齿和骨骼生长有益处。

2

菜花 热量：15 千卡

算一算：建议每天吃 70 克，1 棵中等大小的新鲜菜花重大约为 500 克。

　　铬在改善糖尿病的糖耐量方面有很好的作用，菜花中含有铬，糖尿病患者长期适量食用，可以补充缺乏的铬，改善糖耐量和血脂异常。

推荐食谱

1 番茄炒菜花　总热量 67 千卡

材料：番茄 100 克，菜花 200 克，盐、植物油、葱花各适量。

做法：菜花掰小朵；番茄去皮切块；锅中热油，爆香葱花，放入番茄翻炒至软烂，加入菜花，炒至变熟，加盐调味即成。

2 菜花粥　总热量 185 千卡

材料：菜花、大米各 50 克，盐适量。

做法：将菜花洗净，切成小块；大米淘洗干净，加适量水熬煮成粥，然后加入菜花，继续煮至菜花变熟，加盐调味即成。

营养成分 Ingredient	含量 Content	同类比重 Proportion

营养成分

同类食物中较高

维生素 C	61 毫克

同类食物中一般

膳食纤维（不溶性）	1.2 克
硒	0.73 微克
锌	0.38 毫克

维生素 B$_1$	0.03 毫克
维生素 B$_2$	0.08 毫克

同类食物中较低

蛋白质	2.1 克
脂肪	0.2 克
碳水化合物	4.6 克
胡萝卜素	30 微克
维生素 A	5 微克
铁	1.1 毫克
维生素 E	0.43 毫克

对并发症益处

　　菜花中含有丰富的类黄酮，可以预防感染、清理血管、阻止胆固醇堆积、预防血小板凝结，因此能够减少心脏病与脑卒中的危险。菜花所含的维生素 K 可以保护血管壁，使血管壁不容易破裂。

这样吃，降糖最有效

　　菜花和香菇搭配，所含的膳食纤维有利于促进肠胃蠕动，并且有良好的降血脂功效，适合糖尿病合并血脂异常患者食用。

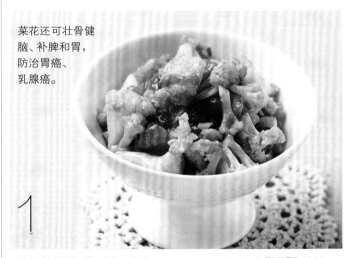

菜花还可壮骨健脑、补脾和胃，防治胃癌、乳腺癌。

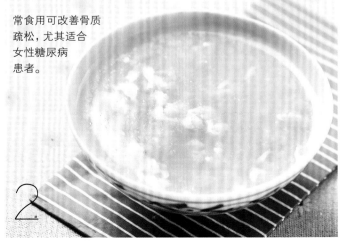

常食用可改善骨质疏松，尤其适合女性糖尿病患者。

西蓝花 热量：33 千卡

算一算：建议每天吃 70 克，1 棵中等大小的新鲜西蓝花重大约为 350 克。

　　西蓝花中含有铬，铬能帮助糖尿病患者提高胰岛素的敏感性，起到控制病情的作用。西蓝花营养丰富，含蛋白质、糖、脂肪、维生素和胡萝卜素，营养成分位居同类蔬菜之首，被誉为"蔬菜皇冠"。

营养成分 Ingredient	含量 Content	同类比重 Proportion

营养成分

同类食物中较高

胡萝卜素	7210 微克	
维生素 C	51 毫克	
维生素 A	1202 微克	
维生素 B$_2$	0.13 毫克	

同类食物中一般

蛋白质	4.1 克	

膳食纤维（不溶性）	1.6 克	
维生素 B$_1$	0.09 毫克	
磷	72 毫克	
钙	67 毫克	
镁	17 毫克	
硒	0.7 微克	

同类食物中较低

脂肪	0.6 克	
碳水化合物	4.3 克	
维生素 E	0.91 毫克	
铁	1 毫克	

对并发症益处

　　西蓝花含有一定量的类黄酮物质，对高血压、心脏病有调节和预防的作用。西蓝花中含有硫代葡萄糖苷，这是一类有抗癌功效的物质，可以预防多种癌症。西蓝花还含有较多的维生素 C，能增强肝脏的解毒能力，提高机体免疫力。

这样吃，降糖最有效

　　西蓝花可以和菜花一起炒，热量低，是糖尿病患者的理想菜肴。

推荐食谱

1 炒双花　总热量 114 千卡

材料：西蓝花、菜花各 200 克，植物油、生抽、葱花、盐各适量。

做法：西蓝花、菜花洗净，掰成小朵。锅中热油，爆香葱花，将西蓝花和菜花入锅翻炒至变熟，加入调味品炒匀即成。

2 蒜蓉西蓝花　总热量 99 千卡

材料：西蓝花 300 克，蒜蓉、植物油、盐、生抽、葱花各适量。

做法：西蓝花洗净掰小朵，锅中热油，爆香葱花和一半的蒜蓉，放入西蓝花，翻炒至熟，放入剩余的蒜蓉和调味品，翻炒片刻即成。

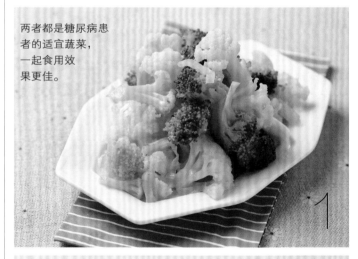

两者都是糖尿病患者的适宜蔬菜，一起食用效果更佳。

1

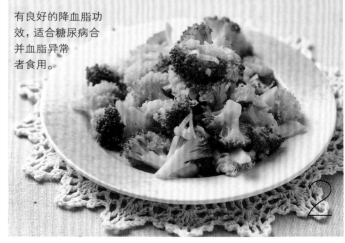

有良好的降血脂功效，适合糖尿病合并血脂异常者食用。

2

木耳　热量：205 千卡

算一算：建议每天吃 50 克，100 克干木耳凉水泡发重 350~450 克。

　　木耳味道鲜美，可素可荤，营养丰富。木耳味甘，性平，具有很多药用功效，能益气强身，有活血效能，并可防治缺铁性贫血等；可养血驻颜，令人肌肤红润，容光焕发；能够疏通肠胃，润滑肠道，同时对糖尿病并发高血压患者也有一定帮助。

营养成分 Ingredient	含量 Content	同类比重 Proportion

营养成分

同类食物中较高	
蛋白质	12.1 克
碳水化合物	65.6 克
膳食纤维（不溶性）	29.9 克
维生素 B$_1$	0.19 毫克
维生素 B$_2$	0.44 毫克

钾	757 毫克
镁	152 毫克
钙	247 毫克
铁	97.4 毫克
同类食物中一般	
脂肪	1.5 克
同类食物中较低	
胡萝卜素	100 微克
维生素 A	17 微克

对并发症益处

　　木耳中的钾含量丰富，不仅可以促进体内多余的钠排出体外，也可扩张血管，降低血压。木耳中的植物胶原成分，具有较强的吸附作用，有利于排出胆固醇和有害物质，对高血压等病症有良好的食疗作用。

　　木耳含有的类核酸物质，可以降低血液中胆固醇和甘油三酯水平，改善冠心病、动脉硬化病情。另外，木耳中有一种成分能够抑制血小板聚集，阻止胆固醇在血管壁上沉积，防止血栓形成。

这样吃，降糖最有效

　　干木耳食用前用水浸泡，换水两三遍后再烹制。木耳可凉拌，也可炒食。凉拌能够保留木耳大部分营养，炒食不宜放酱油。

推荐食谱

1 木耳汤　总热量 71 千卡

材料：红枣、木耳各 15 克，冰糖适量。
做法：红枣洗净去核，木耳温水泡发，放入蒸碗中，加水适量，同蒸 1 小时后，加冰糖调味食用。

2 凉拌木耳　总热量 42 千卡

材料：水发木耳 200 克，蒜末、葱花、盐、醋、生抽、香油各适量。
做法：木耳洗净，在开水中焯一下过凉水，撕成小朵，加入蒜末、葱花和调味品拌匀即成。

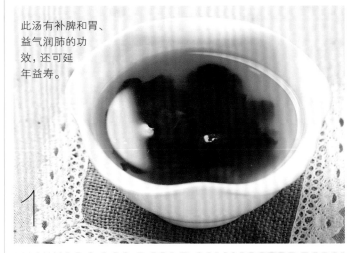

此汤有补脾和胃、益气润肺的功效，还可延年益寿。

1

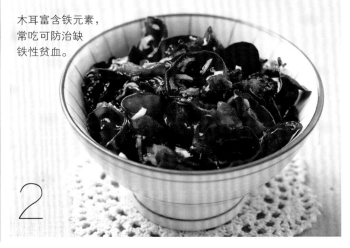

木耳富含铁元素，常吃可防治缺铁性贫血。

2

黄瓜 热量：15 千卡

算一算：建议每天吃 1 根，1 根中等大小的新鲜黄瓜重大约为 180 克。

黄瓜热量低，含水量高，非常适合糖尿病患者当水果吃。黄瓜中所含的葡萄糖苷、果糖等不参与通常的糖代谢，故对血糖影响较少。

营养成分 Ingredient	含量 Content	同类比重 Proportion

营养成分

同类食物中较高		
水分		95.8 克
同类食物中一般		
维生素 B$_2$		0.03 毫克
同类食物中较低		
蛋白质		0.8 克
脂肪		0.2 克

碳水化合物		2.9 克
膳食纤维（不溶性）		0.5 克
维生素 A		15 微克
维生素 B$_1$		0.02 毫克
胡萝卜素		90 微克
维生素 E		0.49 毫克
维生素 C		9 毫克
钾		102 毫克
硒		0.38 微克
铁		0.5 毫克

对并发症益处

中老年糖尿病患者尤其是 2 型糖尿病患者，经常食用黄瓜，不仅可以改善临床症状，还有助于预防糖尿病合并血脂异常。黄瓜还能抑制糖类物质转化为脂肪，对心血管系统及肝脏非常有益。

这样吃，降糖最有效

用蒜和醋调味做成的凉拌黄瓜，可以抑制糖类转变为脂肪，降低胆固醇，对糖尿病并发血脂异常有一定的食疗功效。

推荐食谱

1 拍黄瓜 总热量 30 千卡

材料：黄瓜 200 克，蒜泥、醋、香油、盐各适量。

做法：黄瓜洗净，去掉头尾，用刀背拍扁，切成适宜入口的大小，加入蒜泥等调味品拌匀即成。

2 黄瓜炒木耳 总热量 71 千卡

材料：黄瓜 200 克，木耳（干）20 克，植物油、葱花、盐各适量。

做法：黄瓜洗净，切成薄片；木耳泡发，洗净切小朵。锅中热油，爆香葱花，放入木耳和黄瓜翻炒 3 分钟，加入调味品拌匀即成。

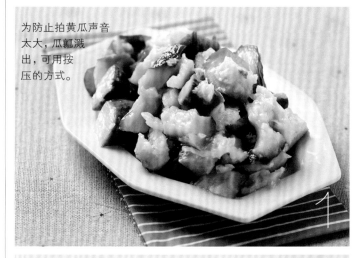

为防止拍黄瓜声音太大，瓜瓤溅出，可用按压的方式。

1

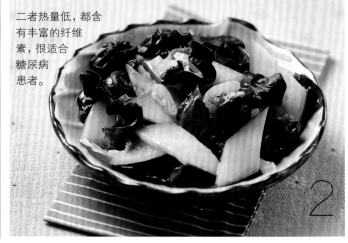

二者热量低，都含有丰富的纤维素，很适合糖尿病患者。

2

苦瓜 热量：19 千卡

算一算：建议每天吃 80 克，1 根中等大小的新鲜苦瓜重大约为 120 克。

　　苦瓜含一种类胰岛素的物质，能使血液中的葡萄糖转换为热量，降低血糖，故被称为"植物胰岛素"。长期食用，可以减轻人体胰岛器官的负担。

营养成分 Ingredient	含量 Content	同类比重 Proportion

营养成分

同类食物中较高

维生素 C		56 毫克

同类食物中一般

膳食纤维（不溶性）		1.4 克
维生素 B$_1$		0.03 毫克
维生素 B$_2$		0.03 毫克
锌		0.36 毫克

钾		256 毫克
镁		18 毫克

同类食物中较低

蛋白质		1 克
脂肪		0.1 克
碳水化合物		4.9 克
胡萝卜素		100 微克
维生素 A		17 微克
铁		0.7 毫克
硒		0.36 微克

对并发症益处

　　苦瓜的维生素 C 含量很高，具有预防坏血病、防止动脉粥样硬化、保护心脏等作用。苦瓜中的苦瓜素被誉为"脂肪杀手"，能降低血脂。此外，苦瓜还对治疗痢疾、疮肿、痱子、结膜炎等病有一定的作用。

这样吃，降糖最有效

　　将新鲜苦瓜切成片，晒干，糖尿病患者可以随时拿几片泡水喝。

推荐食谱

1 苦瓜摊鸡蛋　总热量 109 千卡

材料：鸡蛋 60 克，苦瓜 120 克，植物油、盐、葱花各适量。

做法：苦瓜洗净，切成薄片；鸡蛋打入碗中，加入葱花、盐、苦瓜搅匀；锅中热油，倒入搅拌好的苦瓜蛋汁，摊成蛋饼即可。

2 柠香苦瓜　总热量 38 千卡

材料：苦瓜 200 克，各种调味品、柠檬汁、白芝麻各适量。

做法：苦瓜切成薄片，放入沸水中快速氽烫一下，加调味品混合成汁，备用。将苦瓜与调味汁拌匀，撒入白芝麻即可。

制作前将苦瓜切薄片腌 15 分钟，会减淡苦味。

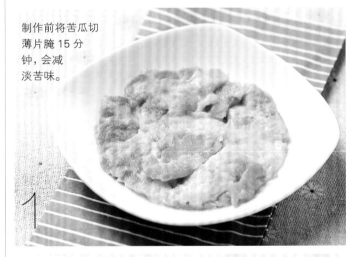

苦瓜中的苦瓜皂甙有非常明显的降血糖作用。

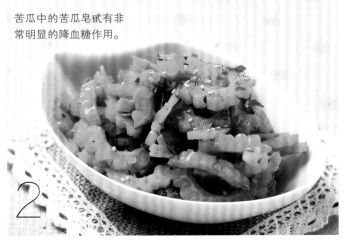

冬瓜 热量：11 千卡

算一算：建议每天吃 50 克,1 个中等大小的新鲜冬瓜重大约为 5000 克。

冬瓜含有的丙醇二酸具有利尿祛湿的功效，还能抑制淀粉、糖类转化为脂肪，防止体内脂肪的堆积，尤其适合肾病、糖尿病、高血压、冠心病患者食用。

营养成分 Ingredient	含量 Content	同类比重 Proportion		
营养成分		碳水化合物		2.6 克
同类食物中较高		膳食纤维（不溶性）		0.7 克
水分	96.6 克	维生素 C		18 毫克
同类食物中一般		胡萝卜素		80 微克
无		维生素 A		13 微克
同类食物中较低		维生素 B$_2$		0.01 毫克
蛋白质	0.4 克	维生素 B$_1$		0.01 毫克
脂肪	0.2 克	硒		0.22 微克
		镁		8 毫克
		铁		0.2 毫克
		锌		0.07 毫克

对并发症益处

冬瓜具有润肠通便的功效，可辅助治疗糖尿病并发便秘。冬瓜含有丙醇二酸，有利于预防血液黏稠度增高及由此导致的血压升高等疾病。

这样吃，降糖最有效

将黄连和冬瓜以 1：3 的比例放入适量的水中煎煮食用，可辅助治疗糖尿病。对于糖尿病引起的烦渴多饮，也可以用冬瓜捣汁，适量饮服。

推荐食谱

1 冬瓜虾球 总热量 46 千卡

材料： 冬瓜 200 克，鲜虾仁 50 克，植物油、盐、葱花各适量。

做法： 冬瓜去皮去子，切成条状；锅中热油，爆香葱花，放入虾仁炒制七成熟，放入冬瓜炒至全熟，加盐调味即可。

2 冬瓜鸭架汤 总热量 273 千卡

材料： 鸭架 1 副，冬瓜 300 克，调味品各适量。

做法： 鸭架、冬瓜切块。锅中热油，爆香葱姜片，放入鸭架、料酒翻炒，倒入清水烧沸，放入冬瓜，软烂后加调味品即可。

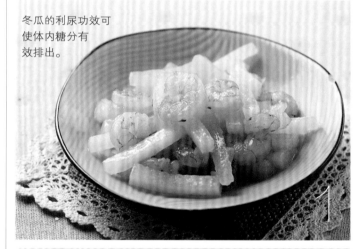

冬瓜的利尿功效可使体内糖分有效排出。

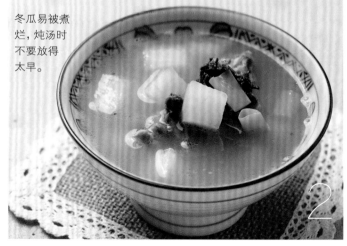

冬瓜易被煮烂，炖汤时不要放得太早。

南瓜 热量：22 千卡

算一算：建议每天吃 200 克，1 个中等大小的新鲜南瓜重大约为 5000 克。

　　虽然南瓜已接近高生糖指数食物，但是南瓜中的钴是胰岛细胞合成胰岛素必需的微量元素。另外，南瓜中的铬能改善糖代谢，适量食用，对糖尿病患者有益。

营养成分 Ingredient	含量 Content	同类比重 Proportion

营养成分

同类食物中较高

水分	93.5 克

同类食物中一般

胡萝卜素	890 微克
维生素 A	148 微克
维生素 B$_2$	0.04 毫克
维生素 B$_1$	0.03 毫克

同类食物中较低

蛋白质	0.7 克
脂肪	0.1 克
碳水化合物	5.3 克
膳食纤维（不溶性）	0.8 克
维生素 C	8 毫克
维生素 E	0.36 毫克
锰	0.08 毫克
硒	0.46 微克
锌	0.14 毫克

对并发症益处

　　南瓜有利水功效，可改善糖尿病并发肾病者的水肿症状。南瓜中含有的胡萝卜素，在人体内能转化为维生素 A，而维生素 A 能保护糖尿病患者的视力，预防眼部疾病。

这样吃，降糖最有效

　　新鲜南瓜加入适量的水煮熟食用，每天 2 次，久见疗效。还可以把南瓜晒干烘烤，磨制成南瓜粉，每次取 30~40 克，放入适量温开水中调匀后服用。

推荐食谱

1 南瓜虾皮汤 总热量 75 千卡

材料：南瓜 200 克，虾皮 20 克，植物油、葱花、盐各适量。

做法：南瓜洗净切片。锅中热油，爆香葱花，放入南瓜片翻炒一下，加入适量水烧开，放入虾皮，煮至南瓜变软，加盐调味即可。

2 南瓜粥 总热量 195 千卡

材料：南瓜 100 克，大米 50 克。

做法：南瓜洗净去子，切成小块；大米洗净，和南瓜一同放入锅中加适当的水熬煮成粥，煮至南瓜软烂即成。

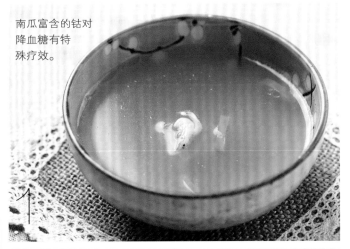

南瓜富含的钴对降血糖有特殊疗效。

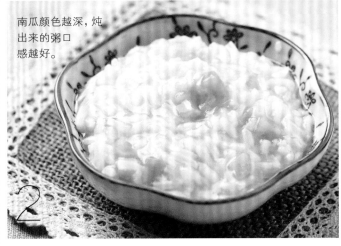

南瓜颜色越深，炖出来的粥口感越好。

西葫芦 热量：18 千卡

算一算：建议每天吃 80 克，1 个中等大小的新鲜西葫芦重大约为 250 克。

　　西葫芦含有维生素 C，可增强胰岛素的作用，调节血糖，有效地预防糖尿病。西葫芦富含蛋白质、矿物质和维生素等物质，不含脂肪，是糖尿病患者的优选蔬菜。西葫芦还含有瓜氨酸、腺嘌呤、天门冬氨酸等物质，且钠盐含量很低。

营养成分 Ingredient	含量 Content	同类比重 Proportion
营养成分		
同类食物中较高		
水分		95 克
同类食物中一般		
维生素 B$_2$		0.03 毫克
同类食物中较低		
蛋白质		0.8 克

脂肪	0.2 克
碳水化合物	3.8 克
膳食纤维（不溶性）	0.6 克
维生素 A	5 微克
维生素 B$_1$	0.01 毫克
维生素 C	6 毫克
钙	15 毫克
镁	9 毫克
铁	0.3 毫克
硒	0.28 微克

对并发症益处

　　西葫芦能预防肝肾病变，有助于肝肾功能衰弱者增强肝肾细胞的再生能力。西葫芦还能增加胆汁的分泌，减轻肝脏负担。

这样吃，降糖最有效

　　西葫芦炒韭菜，食用后可降糖、降脂、促进食欲。

推荐食谱

1 枸杞子炒西葫芦 总热量 139 千卡

材料：西葫芦 300 克，猪瘦肉、彩椒丝各 50 克，枸杞子 1 克，盐、葱花、植物油各适量。

做法：西葫芦切丝；猪瘦肉洗净切丝。枸杞子浸泡至软。锅中倒油烧至七成热时，放入葱花爆香，随后放入肉丝翻炒至变色，放入西葫芦、彩椒丝翻炒，加入枸杞子、盐调味，炒匀后熄火即可。

2 西葫芦炒虾皮 总热量 113 千卡

材料：西葫芦 200 克，虾皮 50 克，植物油、盐、生抽、葱花、姜丝各适量。

做法：虾皮浸泡片刻，洗净后控干备用；西葫芦洗净纵剖成两半，切成薄片；香葱切碎。炒锅中注入油，中火加热至 4 成热，放入虾皮和葱花、姜丝煸炒出香味，然后放入西葫芦片快速翻炒，待边缘略透明，调入盐、生抽翻炒均匀即可出锅。

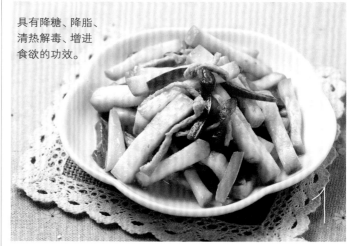

具有降糖、降脂、清热解毒、增进食欲的功效。

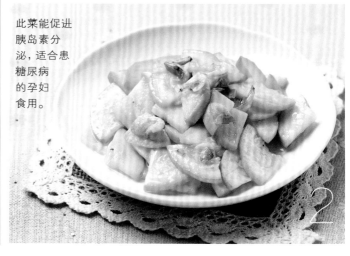

此菜能促进胰岛素分泌，适合患糖尿病的孕妇食用。

莴笋 热量：14 千卡

算一算：建议每天吃 60 克，1 根中等大小的新鲜莴笋重大约为 750 克。

　　莴笋中矿物质、维生素含量较丰富，尤其是含有较多的烟酸。烟酸是胰岛素的激活剂，糖尿病患者经常吃些莴笋，可改善糖的代谢功能。莴笋叶对心脏病、肾脏病、神经衰弱、高血压病等都有一定治疗作用。经常吃莴笋叶有利于血管张力，改善心肌收缩力，加强利尿等。

营养成分 Ingredient	含量 Content	同类比重 Proportion

营养成分

同类食物中较高

水分	95.5 克

同类食物中一般

胡萝卜素	150 毫克
烟酸	0.5 毫克
钾	212 毫克
硒	0.54 微克
镁	19 毫克

锌	0.33 毫克

同类食物中较低

蛋白质	1 克
脂肪	0.1 克
碳水化合物	2.8 克
膳食纤维（不溶性）	0.6 克
维生素 B_1	0.02 毫克
维生素 B_2	0.02 毫克
维生素 C	4 毫克
铁	0.9 毫克

对并发症益处

　　莴笋中的钾含量较为丰富，有利于调节体内钠的平衡，具有利尿、降低血压、预防糖尿病并发症的作用。莴笋还有增进食欲、刺激消化液分泌、促进胃肠蠕动、防治便秘等功效。莴笋中含有的铁很容易被人体吸收，经常食用新鲜莴笋，可以防治缺铁性贫血。

这样吃，降糖最有效

　　最适宜糖尿病患者的吃法就是凉拌莴笋。莴笋与木耳同食，对高血压、心脑血管病、糖尿病有预防作用。

推荐食谱

1 莴笋拌木耳 总热量 69 千卡

材料： 莴笋 200 克，木耳 20 克，蒜末、葱花、醋、香油、盐各适量。

做法： 莴笋去皮切片，在开水中焯一下；木耳泡发，洗净撕小朵；将木耳和莴笋放一起，加入蒜末、葱花等调味品拌匀即成。

2 莴笋炒鸡蛋 总热量 100 千卡

材料： 莴笋 200 克，鸡蛋 1 个，植物油、葱花、盐各适量。

做法： 莴笋去皮洗净，切成片状；鸡蛋打散炒熟；锅中再次放油，爆香葱花，放入莴笋片翻炒，倒入炒好的鸡蛋，加盐即成。

将木耳泡发后也焯一下，口感更好。

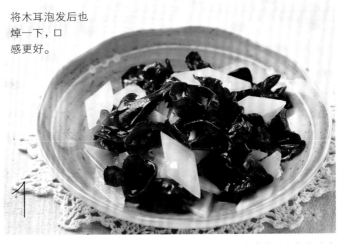

莴笋中含刺激视神经物质，影响视力，不宜多食。

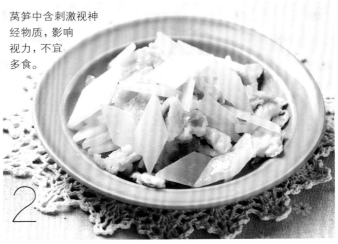

芦笋 热量：13 千卡

算一算：建议每天吃 60 克，1 根中等大小的新鲜芦笋重大约为 20 克。

　　芦笋所含的香豆素有降低血糖的作用。另外，芦笋中的铬含量较高，这种微量元素可以调节血液中脂肪与糖分的浓度。

营养成分 Ingredient	含量 Content	同类比重 Proportion

营养成分

同类食物中较高

维生素 C	45 毫克	

同类食物中一般

膳食纤维（不溶性）	1.9 克	
维生素 B$_1$	0.04 毫克	
维生素 B$_2$	0.05 毫克	

锌	0.41 毫克
钾	213 毫克
铁	1.4 毫克

同类食物中较低

蛋白质	1.4 克
脂肪	0.1 克
碳水化合物	4.9 克
胡萝卜素	100 微克
硒	0.21 微克
钙	10 毫克

对并发症益处

　　2 型糖尿病患者常吃芦笋，不但可以改善糖尿病症状，而且对糖尿病并发高血压、视网膜损害及肥胖等症状，都有较好的防治作用。芦笋所含维生素 C 及甘露聚糖、胆碱等，有利于维护毛细血管的形态、弹性和生理功能，经常食用，对防治高血压、心脑血管疾病有益。

这样吃，降糖最有效

　　凉拌或者热食皆可。需要注意的是，热食时，芦笋中的叶酸很容易被破坏，所以要避免高温蒸煮，最好用微波炉小功率热熟。

推荐食谱

1 清炒芦笋 总热量 57 千卡

材料：芦笋 300 克，植物油、蒜末、葱花、盐、生抽各适量。

做法：芦笋洗净，切成斜段。锅中热油，爆香葱蒜，将芦笋放入锅中翻炒至变色，加入生抽、盐等调味品，翻炒均匀即成。

2 芦笋南瓜条 总热量 71 千卡

材料：芦笋 200 克，南瓜 150 克，蚝油、生抽、盐各适量。

做法：芦笋、南瓜去皮，切段，在开水中焯烫断生，捞出过冷水。将芦笋段、南瓜段放入锅中，加入蚝油、生抽、盐拌匀即可。

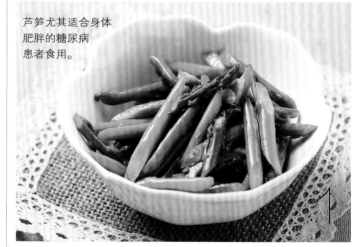

芦笋尤其适合身体肥胖的糖尿病患者食用。

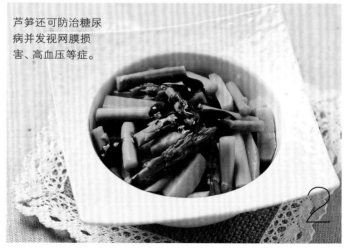

芦笋还可防治糖尿病并发视网膜损害、高血压等症。

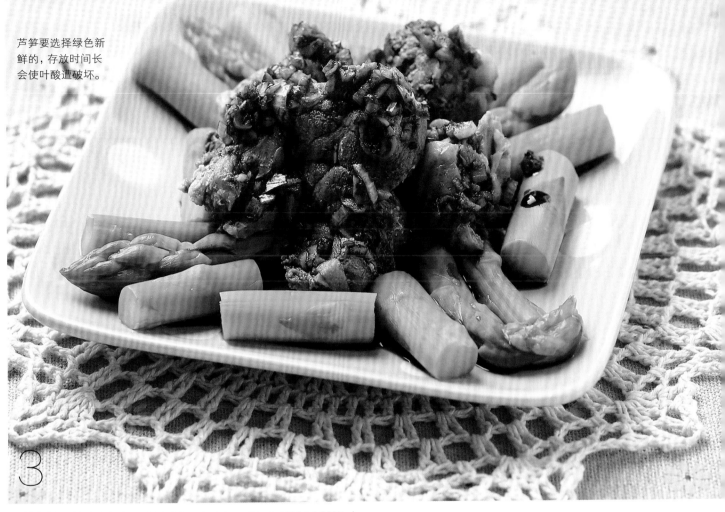

芦笋要选择绿色新鲜的，存放时间长会使叶酸遭破坏。

③

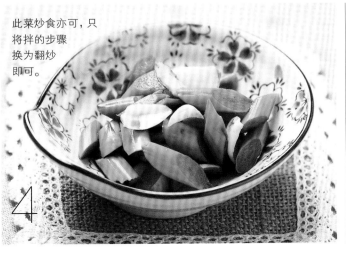

此菜炒食亦可，只将拌的步骤换为翻炒即可。

④

3 椒香芦笋鸡　总热量 395 千卡

材料：三黄鸡、芦笋各 200 克，杭椒、香葱、姜、盐、醋、香油、绍兴黄酒、生抽、木糖醇各适量。

做法：三黄鸡洗净；芦笋去根，洗净切段。三黄鸡汆烫至熟，取出放凉。芦笋汆烫 2 分钟，捞出过凉后放入盘中。杭椒、香葱和姜分别切碎，加入调味品拌匀，腌渍 15 分钟。三黄鸡切块，码放在盘中的芦笋上，淋上调料汁即可。

4 百合拌芦笋　总热量 191 千卡

材料：鲜百合 100 克，芦笋 150 克，盐、香油、生抽各适量。

做法：百合洗净，掰成小片，焯至断生，过凉水，沥干备用。芦笋去掉老根，焯至断生，切成斜段。上述材料加入调味品拌匀即可。

白萝卜　热量：21 千卡

算一算：建议每天吃 50 克，1 根中等大小的新鲜白萝卜重大约为 1500 克。

　　白萝卜所含热量较少，含水分较多，糖尿病患者食后易产生饱腹感，从而减少食物的摄入量，保持合理体重。现代研究认为，白萝卜含芥子油、淀粉酶和粗纤维，具有促进消化、增强食欲、加快胃肠蠕动和止咳化痰的作用。

营养成分 Ingredient	含量 Content	同类比重 Proportion
营养成分		
同类食物中较高		
水分	93.4 毫克	
同类食物中一般		
维生素 B$_2$	0.03 毫克	
维生素 C	21 毫克	
钾	173 毫克	
钙	36 毫克	
镁	16 毫克	
硒	0.61 微克	
同类食物中较低		
蛋白质	0.9 克	
脂肪	0.1 克	
碳水化合物	5 克	
膳食纤维（不溶性）	1 克	
维生素 B$_1$	0.02 毫克	
胡萝卜素	20 微克	
铁	0.5 毫克	
锌	0.3 毫克	

对并发症益处

　　白萝卜中的淀粉酶、氧化酶可以分解食物中的脂肪和淀粉，促进脂肪的代谢，降低胆固醇，防治冠心病。白萝卜富含芥子油和可溶性膳食纤维，有利于改善血糖，并促进肠胃蠕动，防治便秘。

这样吃，降糖最有效

　　白萝卜是一种常见的蔬菜，生食、熟食均可，其味略带辛辣味。

推荐食谱

1 白萝卜芹菜汤　总热量 34 千卡

材料：白萝卜、芹菜各 50 克，鲜车前草 15 克。

做法：三者一起捣烂取汁，小火炖沸后温服，每天 1 次。

2 炝拌白萝卜丝　总热量 56 千卡

材料：白萝卜 1 根，香菜少许，干辣椒碎、调味品各适量。

做法：香菜切段，备用；白萝卜刮去表皮，切丝。将调味品和白萝卜丝搅拌均匀。油锅烧热，倒入装有干辣椒碎的碗中，制成辣椒油。将辣椒油倒在白萝卜丝上，加香菜、香油拌匀即可。

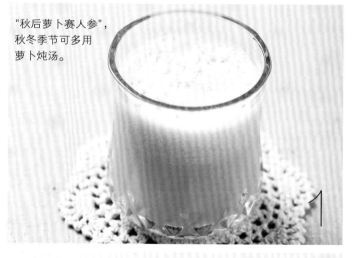

"秋后萝卜赛人参"，秋冬季节可多用萝卜炖汤。

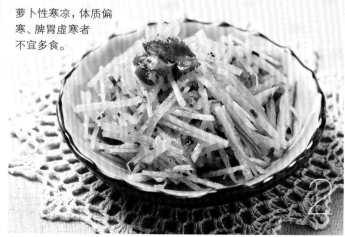

萝卜性寒凉，体质偏寒、脾胃虚寒者不宜多食。

胡萝卜 热量：25 千卡

算一算：建议每天吃 60 克，1 根中等大小的新鲜胡萝卜重大约为 120 克。

　　胡萝卜虽然是中等生糖指数食物，但其含有丰富的胡萝卜素，能有效对抗人体内的自由基，具有降血糖、降血压、强心等功效。

推荐食谱

1 胡萝卜汁　总热量 50 千卡

材料：胡萝卜 200 克。

做法：将胡萝卜洗净去皮，切成合适大小的块，放入榨汁机中榨汁即可。

2 胡萝卜苹果汁　总热量 129 千卡

材料：胡萝卜、苹果各 1 个，矿泉水适量。

做法：胡萝卜去皮，切块；苹果洗净，去核切块；将胡萝卜和苹果一同放入料理机中，加适量矿泉水搅打成汁即可。

营养成分 Ingredient	含量 Content	同类比重 Proportion

营养成分

同类食物中较高

胡萝卜素	4130 微克

同类食物中一般

膳食纤维（不溶性）	1.1 克
维生素 B_1	0.04 毫克
维生素 B_2	0.03 毫克

叶酸	4.8 毫克
硒	0.63 微克
钙	32 毫克

同类食物中较低

蛋白质	1 克
脂肪	0.2 克
碳水化合物	8.8 克
维生素 C	13 毫克
铁	1 毫克
锌	0.23 毫克

对并发症益处

　　胡萝卜中的胡萝卜素、叶酸都可抗癌，木质素[1]有提高机体抗癌免疫力和消灭癌细胞的作用。胡萝卜素能在体内转化为维生素 A，可防治夜盲症、眼干燥症。胡萝卜富含 B 族维生素、视黄醇和胡萝卜素，常吃可防治糖尿病并发症，如高血压、视网膜损伤等症。

这样吃，降糖最有效

　　适量饮用胡萝卜汁，有助于预防血管硬化，降低胆固醇。

注[1]：木质素是木材、蔬菜中的膳食纤维物质，在植物组织中有连接细胞的作用。

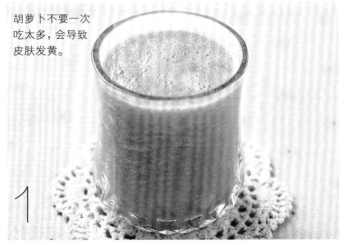

胡萝卜不要一次吃太多，会导致皮肤发黄。

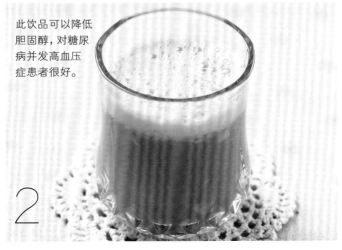

此饮品可以降低胆固醇，对糖尿病并发高血压症患者很好。

山药 热量：56 千卡

算一算： 建议每天吃 100 克，1 根中等大小的新鲜山药重大约为 300 克。

山药生糖指数低，能令血糖上升缓慢，且含有黏液蛋白，有降低血糖的功效，是糖尿病患者的优选蔬菜。山药具有滋养强壮、助消化、敛虚汗、止泻之功效，适用于脾虚腹泻、肺虚咳嗽、糖尿病消渴、小便短频、遗精、妇女带下及消化不良的慢性肠炎等症。

营养成分 Ingredient	含量 Content	同类比重 Proportion

营养成分

同类食物中较高

无	

同类食物中一般

碳水化合物	12.4 克
维生素 B$_1$	0.05 毫克
磷	34 毫克
钾	213 毫克

镁	20 毫克

同类食物中较低

蛋白质	1.9 克
脂肪	0.2 克
膳食纤维（不溶性）	0.8 克
维生素 B$_2$	0.02 毫克
维生素 C	5 毫克
胡萝卜素	20 微克
钙	16 毫克
锌	0.27 毫克

对并发症益处

山药中的黏液蛋白能防止脂肪沉积在血管壁上，保持血管弹性，阻止动脉粥样硬化。五脏功能失调是糖尿病的根源，山药具有固肾益精、补益五脏等功效，糖尿病患者可常吃。

这样吃，降糖最有效

可以用山药代替主食来食用，如配以白面可制成山药饼或直接蒸食。

推荐食谱

1 山药南瓜粥 总热量 385 千卡

材料： 南瓜、山药各 50 克，大米 100 克。

做法： 山药洗净去皮；南瓜去皮、子，两者同切成小块；大米洗净，放入锅中，加入山药和南瓜，同煮成粥即可。

2 山药炒木耳 总热量 144 千卡

材料： 山药 200 克，水发木耳 150 克，调味品各适量。

做法： 山药洗净去皮，切成片；木耳洗净，撕成小朵；锅中热油，爆香葱蒜，放入山药和木耳翻炒至熟，加适量盐调味即可。

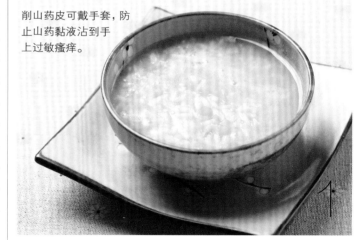

削山药皮可戴手套，防止山药黏液沾到手上过敏瘙痒。

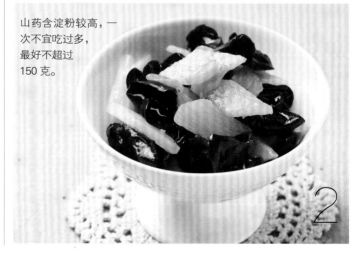

山药含淀粉较高，一次不宜吃过多，最好不超过 150 克。

魔芋 热量：37 千卡

算一算：建议每天吃 80 克，80 克魔芋大约有一盒奶的 1/3 那么大。

　　魔芋是高水分、高膳食纤维、低热量的食物，所含的大量膳食纤维在进入胃时可吸收糖类，直接进入小肠，在小肠内抑制糖类的吸收，可有效降低餐后血糖。

营养成分 Ingredient	含量 Content	同类比重 Proportion

营养成分

同类食物中较高

碳水化合物		78.8 克
膳食纤维		74.4 克
锌		2.05 毫克
硒		350.15 微克
锰		0.88 毫克

同类食物中一般

蛋白质		4.6 克
维生素 B_2		0.03 毫克
钙		68 毫克
镁		26 毫克

同类食物中较低

脂肪		0.1 克低
维生素 A		15 微克
维生素 B_1		0.02 毫克
铁		0.6 毫克

对并发症益处

　　魔芋中的葡甘露聚糖，有吸收胆固醇的作用，使胆固醇浓度正常化，有效降低血脂。魔芋还能使胃肠蠕动功能增强。

这样吃，降糖最有效

　　魔芋与鸭肉同食，对糖尿病患者有很好的食疗功效。

推荐食谱

1 魔芋老鸭汤 总热量 1274 千卡

材料： 老鸭半只，魔芋 200 克，姜片、葱段、枸杞子、盐各适量。
做法： 老鸭洗净，切成块状，放入开水中焯去血沫；魔芋洗净，切块。将老鸭放入砂锅中，放入姜片、葱段、枸杞子，加入适量温水，烧开后放入魔芋，小火煲半小时，加盐调味即成。

2 魔芋烧笋丝 总热量 159 千卡

材料： 魔芋 300 克，竹笋 250 克，蒜蓉、葱花、老抽、醋、白糖、盐、香油各适量。
做法： 把魔芋和竹笋分别用凉水泡一会儿，洗净，把竹笋切成丝。把除了香油以外的全部调成味汁。坐锅热油，爆香蒜蓉、葱花；再加入魔芋和笋丝快速地翻炒几分钟，然后加入味汁翻炒均匀，滴上几滴香油即成。

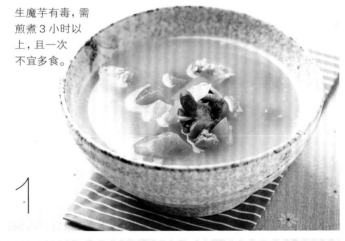

生魔芋有毒，需煎煮 3 小时以上，且一次不宜多食。

1

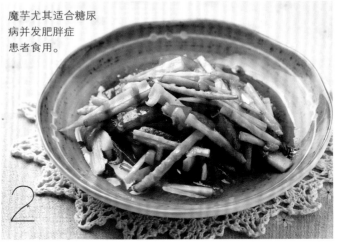

魔芋尤其适合糖尿病并发肥胖症患者食用。

2

茄子 热量：21 千卡

算一算： 建议每天吃 70 克，1 个中等大小的新鲜茄子重大约为 200 克。

茄子是一种营养价值很高的蔬菜，脂肪和热量极低，适于糖尿病患者食用。茄子既可炒、烧、蒸、煮，也可油炸、凉拌、做汤。烹制茄子最好不要去皮，茄子皮里面含有 B 族维生素，维生素 C 的代谢过程中需要 B 族维生素的支持，带皮吃茄子有助于促进维生素 C 的吸收。

营养成分 Ingredient	含量 Content	同类比重 Proportion

营养成分

同类食物中较高

水分	93 克

同类食物中一般

膳食纤维（不溶性）	1.3 克
维生素 B$_2$	0.04 毫克
维生素 E	1.13 毫克
硒	0.48 微克

同类食物中较低

蛋白质	1.1 克
脂肪	0.2 克
碳水化合物	4.9 克
胡萝卜素	50 微克
维生素 B$_1$	0.02 毫克
维生素 C	5 毫克
铁	0.5 毫克
锌	0.23 毫克
钙	24 毫克

对并发症益处

茄子富含维生素 P，维生素 P 能增强细胞间的黏着力，对微血管有保护作用，能提高对疾病的抵抗力，保持细胞和毛细血管壁的正常渗透性，增加微血管韧性和弹性。茄子中的皂苷降低胆固醇的功效非常明显，一些成分还有预防心血管疾病的功效。

这样吃，降糖最有效

凉拌茄子是糖尿病患者很好的选择，尤其适用于老年人。

推荐食谱

1 蒜泥茄子 总热量 187 千卡

材料： 长茄子 300 克、芝麻酱、生抽、醋、香油、盐、蒜泥各适量。

做法： 茄子切条，上蒸锅蒸熟。芝麻酱用凉白开调开，加入蒜泥、生抽、醋、香油、盐，搅拌均匀。将调味汁倒在茄子上，拌匀即可。

2 土豆烧茄子 总热量 194 千卡

材料： 土豆、茄子各 200 克，调味品各适量。

做法： 土豆、茄子切块；坐锅热油，爆香葱姜蒜，放入茄子和土豆翻炒，加适量温水，小火焖至土豆变熟加盐、酱油调味即成。

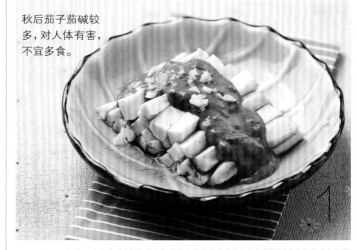

秋后茄子茄碱较多，对人体有害，不宜多食。

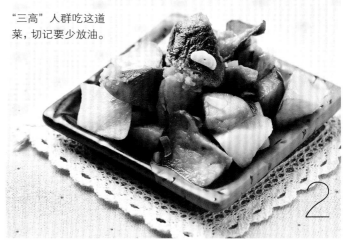

"三高"人群吃这道菜，切记要少放油。

蒜薹 热量：21 千卡

算一算：建议每天吃 60 克，1 根中等大小的新鲜蒜薹重大约为 20 克。

　　蒜薹，又称蒜毫，是从抽薹大蒜中抽出的花茎，是人们喜欢吃的蔬菜之一。蒜薹性温，具有温中下气、补虚、调和脏腑，以及具有活血、防癌、杀菌的功效，对腹痛、腹泻有一定疗效。蒜薹的营养成分很高，有蛋白质、脂肪、碳水化合物、膳食纤维、维生素等营养成分，还含有大蒜素等成分。

营养成分 Ingredient	含量 Content	同类比重 Proportion

营养成分

同类食物中较高

无

同类食物中一般

碳水化合物	15.4 克	
膳食纤维（不溶性）	2.5 克	
维生素 B_1	0.04 毫克	
维生素 B_2	0.07 毫克	
胡萝卜素	480 微克	
镁	28 毫克	
铁	4.2 毫克	
锌	1.04 毫克	

同类食物中较低

蛋白质	2 克
维生素 C	1 毫克
脂肪	0.1 克
钙	19 毫克

对并发症益处

　　蒜薹可降低体内胆固醇和甘油三酯，对糖尿病并发高血压有预防作用。蒜薹中的蒜氨酸是降血脂的有效成分，蒜薹可以有效地降低血清胆固醇和甘油三酯，防治糖尿病并发动脉硬化。

这样吃，降糖最有效

　　蒜薹可用于炒食，或做配料。蒜薹用大火炒可保持蒜薹营养成分，也可保持蒜薹鲜嫩。另外，蒜薹不宜烹制得过烂，以免辣素被破坏，杀菌作用降低。

推荐食谱

1 蒜薹炒肉丝 总热量 277 千卡

材料：蒜薹 200 克，猪里脊肉 100 克，姜末、盐各适量。

做法：蒜薹洗净切段，猪里脊肉洗净、切丝。锅中倒油烧热，爆香姜末，下肉丝略炒，下蒜薹炒熟，加盐调匀即可。

2 蒜薹鸡胗 总热量 358 千卡

材料：蒜薹 200 克，鸡胗 10 个，调味品各适量。

做法：蒜薹切段，鸡胗切片；将腌好的鸡胗急火快炒变色，盛出备用，爆炒蒜薹约 30 秒，下鸡胗片翻炒 1 分钟后加盐炒匀即可。

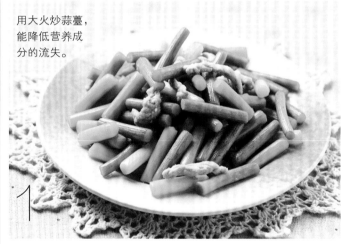

用大火炒蒜薹，能降低营养成分的流失。

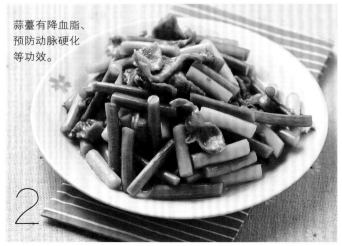

蒜薹有降血脂、预防动脉硬化等功效。

青椒 热量：23 千卡

算一算：建议每天吃 60 克，1 个中等大小的新鲜青椒重大约为 100 克。

青椒中含有的硒能防止胰岛 B 细胞被氧化破坏，促进糖分代谢，降低血糖和尿糖，改善糖尿病患者的症状，起到辅助调节血糖的作用。青椒的有效成分辣椒素是一种抗氧化物质，它可阻止有关细胞的新陈代谢，从而终止细胞组织的癌变，降低癌症细胞的发生率。

营养成分 Ingredient	含量 Content	同类比重 Proportion

营养成分

同类食物中较高		
维生素 C	62 毫克	
同类食物中一般		
膳食纤维（水溶性）	2.1 克	
胡萝卜素	340 微克	
维生素 B$_2$	0.03 毫克	
维生素 B$_1$	0.03 毫克	
镁	15 毫克	
硒	0.62 微克	
同类食物中较低		
蛋白质	1.4 克	
脂肪	0.3 克	
碳水化合物	5.8 克	
维生素 A	57 微克	
铁	0.7 毫克	
钙	15 毫克	

对并发症益处

青椒中的硒还能改善糖、脂肪等物质在血管壁上的沉积，降低血液黏稠度，降低动脉硬化及冠心病、高血压等血管并发症的发生率。

这样吃，降糖最有效

青椒和鳝鱼搭配食用，可以有效控制血糖，使其保持稳定。

推荐食谱

1 青椒土豆丝 总热量 175 千卡

材料：青椒、土豆各 1 个，植物油、盐、醋、蒜末、葱花各适量。

做法：青椒、土豆切丝，将土豆丝淘洗；锅中放油，爆香葱蒜，倒入土豆丝和青椒丝，加入适量醋，翻炒至熟，加盐调味即成。

2 青椒炒肉片 总热量 118 千卡

材料：青椒 2 个，猪瘦肉 50 克，生抽、盐、葱花、植物油各适量。

做法：青椒掰成小块；猪瘦肉切片；爆香葱花，将肉片放入锅中煸熟，加入生抽翻炒，投入青椒块，翻炒 2 分钟，加盐调味即可。

土豆丝反复泡洗，滤掉淀粉后口感更脆。

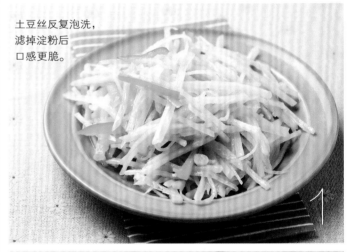

1

大火快炒青椒，可防止维生素 C 损失过多。

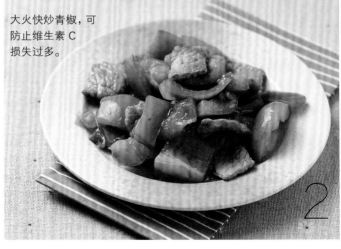

2

番茄 热量：19 千卡

算一算：建议每天吃 1~2 个，1 个中等大小的新鲜番茄重大约为 160 克。

番茄不仅热量低，还含有丰富的胡萝卜素、B 族维生素和维生素 C，尤其是维生素 P 的含量居蔬菜之冠，适合糖尿病患者每天进补。

营养成分 Ingredient	含量 Content	同类比重 Proportion

营养成分

同类食物中较高		
水分		95.2 克
同类食物中一般		
胡萝卜素		550 微克
维生素 C		19 毫克
维生素 B$_1$		0.03 毫克
维生素 B$_2$		0.03 毫克
钾		163 毫克
同类食物中较低		
蛋白质		0.9 克
脂肪		0.2 克
碳水化合物		4 克
膳食纤维（不溶性）		0.5 毫克
维生素 E		0.57 毫克
钙		10 毫克

对并发症益处

由于血小板的过分"黏稠"，2 型糖尿病患者较常人更容易出现动脉硬化和其他心血管疾病，如心脏病和脑卒中等。番茄有抗血小板凝结的作用，可以降低糖尿病患者发生心血管并发症的风险。

这样吃，降糖最有效

牙周炎已经成为糖尿病的第六大并发症，牙龈出血是牙周炎的主要表现，将番茄洗净当水果吃，连吃半月，可帮助治疗牙龈出血。

推荐食谱

1 松子仁拌番茄 总热量 127 千卡

材料：番茄 2 个，松子仁、木糖醇适量。

做法：番茄洗净，去皮，切成块，放入盘中，撒上适量拍碎的松子仁、木糖醇即可。

2 番茄汁 总热量 57 千卡

材料：番茄 2 个。

做法：番茄洗净，切成 4 块，放入榨汁机中榨汁即可。

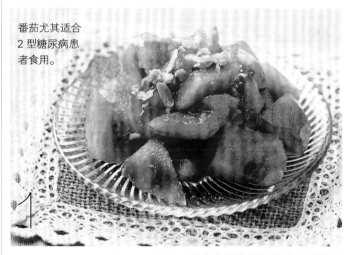

番茄尤其适合 2 型糖尿病患者食用。

1

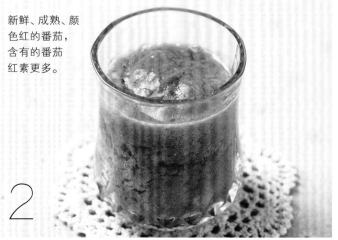

新鲜、成熟、颜色红的番茄，含有的番茄红素更多。

2

洋葱 热量：39 千卡

算一算： 建议每天吃 20~50 克，1 个中等大小的新鲜洋葱重大约为 200 克。

　　洋葱中含有微量元素硒，可修复胰岛细胞并保护其免受损害，维持正常的胰岛素分泌功能，调节血糖。洋葱中的营养成分十分丰富，还富含钾、维生素 C、叶酸、锌、硒及纤维质等营养素。

营养成分 Ingredient	含量 Content	同类比重 Proportion

营养成分

同类食物中较高

无

同类食物中一般

维生素 B$_1$	0.03 毫克
维生素 B$_2$	0.03 毫克
磷	39 毫克
硒	0.92 微克
镁	15 毫克

同类食物中较低

蛋白质	1.1 克
脂肪	0.2 克
碳水化合物	9 克
胡萝卜素	20 微克
维生素 C	8 毫克
钾	147 毫克
锌	0.23 毫克

对并发症益处

　　洋葱是蔬菜中唯一含有前列腺素 A 的蔬菜，有利于扩张血管，防止动脉硬化。

这样吃，降糖最有效

　　每天食用用红酒浸泡的洋葱，能起到较好的控制血糖和利尿的作用。

推荐食谱

1 洋葱粥 总热量 366 千卡

材料： 大米 100 克，洋葱 50 克。

做法： 洋葱去老皮洗净，切成末；大米洗净，熬煮成粥，放入洋葱再煮 5 分钟即可。

2 洋葱拌木耳 总热量 76 千卡

材料： 洋葱 30 克，木耳 20 克，青椒、红椒各半个，花椒、盐、生抽、醋、植物油各适量。

做法： 洋葱、青椒、红椒洗净切丝；木耳泡发在开水中焯一下，放凉备用。盐、生抽、醋兑匀；把花椒放入锅中，加入油，放火上至出香味。把木耳、洋葱、青椒、红椒和调好的料汁搅匀，倒入煸香的油锅，拌匀即可。

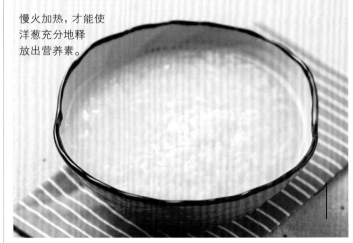

慢火加热，才能使洋葱充分地释放出营养素。

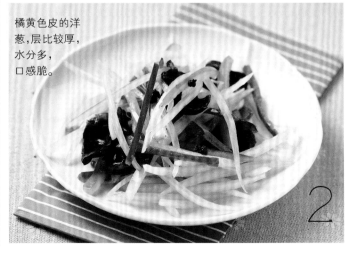

橘黄色皮的洋葱，层比较厚，水分多，口感脆。

银耳 热量：200 千卡

算一算：建议每天吃 15 克，100 克干银耳凉水泡发重 350~450 克。

　　银耳中含有较多的银耳多糖，它对胰岛素降糖活性有明显影响，因此对糖尿病患者控制血糖有利。银耳有补脾开胃、益气清肠、滋阴润肺的作用，既能增强人体免疫力，又可增强肿瘤患者对放、化疗的耐受力。

营养成分 Ingredient	含量 Content	同类比重 Proportion

营养成分

同类食物中较高

蛋白质	10 克
碳水化合物	67.3 克
膳食纤维（不溶性）	30.4 克
维生素 B_2	0.25 毫克
钾	1588 毫克
磷	369 毫克
硒	2.95 微克
锌	3.03 毫克

同类食物中一般

脂肪	1.4 克
维生素 B_1	0.05 毫克
铁	4.1 毫克
镁	54 毫克

同类食物中较低

维生素 A	8 微克
胡萝卜素	50 微克

对并发症益处

　　现代营养学研究发现，银耳多糖有抗血栓形成的功效，可保护心脑血管。高血压、动脉硬化者常食有辅助食疗作用。

这样吃，降糖最有效

　　银耳与木耳一起煮汤，可以起到滋阴补肾、活血化瘀的作用。

推荐食谱

1 木瓜银耳薏米羹 总热量 216 千卡

材料：木瓜 100 克，薏米 50 克，银耳 5 克。

做法：薏米洗净；干银耳用清水泡发撕成小朵；木瓜去皮去子切成块。将薏米和银耳放入砂锅中，大火煮开后转小火炖 1 小时，至薏米、银耳软烂；然后将切块的木瓜放入，继续炖 15 分钟即可。

2 山楂银耳粥 总热量 376 千卡

材料：山楂、银耳各 10 克，大米 100 克，木糖醇适量。

做法：把山楂洗净，去子，切片；银耳发透去蒂根，撕成瓣状；大米淘洗干净。把大米、山楂、银耳放入电饭煲内，加入木糖醇和清水，将其煮熟即成。

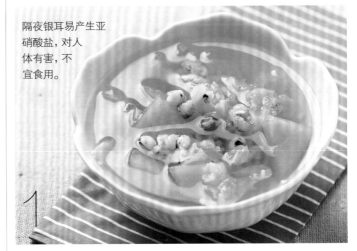

隔夜银耳易产生亚硝酸盐，对人体有害，不宜食用。

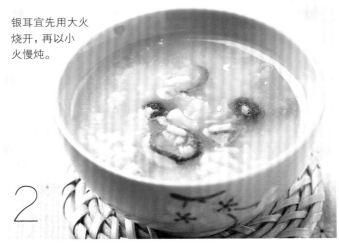

银耳宜先用大火烧开，再以小火慢炖。

香菇 热量：19 千卡

算一算：建议每天吃 4 朵，1 朵中等大小的新鲜香菇重大约为 15 克。

　　微量元素硒具有抗氧化、保护机体组织的功能，而香菇中含有较丰富的硒，能降低血糖，改善糖尿病症状。香菇素有"山珍之王"之称，味道鲜美，香气沁人心脾，营养丰富，是高蛋白、低脂肪的营养保健食品。

营养成分 Ingredient	含量 Content	同类比重 Proportion

营养成分

同类食物中较高

硒	2.58 微克

同类食物中一般

膳食纤维（不溶性）	3.3 克
维生素 B$_2$	0.08 毫克
锌	0.66 毫克
镁	11 毫克
铁	0.3 毫克
磷	53 毫克

同类食物中较低

蛋白质	2.2 克
脂肪	0.3 克
碳水化合物	5.2 克
维生素 C	1 毫克
钾	20 毫克

对并发症益处

　　香菇含有维生素 C 和 B 族维生素，补足这两种元素，有利于减缓糖尿病并发症的症状。香菇中的天门冬素和天门冬氨酸，具有降低血脂、维护血管的功能，加上香菇含有丰富的膳食纤维，经常食用能降低血液中的胆固醇，防止血管硬化，对防治脑出血及心脏病、肥胖等症均有效。

这样吃，降糖最有效

　　香菇汤可用于糖尿病性冠心病的辅助食疗，对阴阳两虚患者有滋补阴阳之功效。每天 1 次，疗程不限。

推荐食谱

1 香菇鸡汤　总热量 806 千卡

材料：香菇 200 克，母鸡半只，姜片、葱段、料酒、盐各适量。

做法：香菇洗净；母鸡切块，将鸡和香菇放入砂锅中，加适量温水、姜片、葱段、料酒大火煮开转小火煲 1 小时，加盐调味即可。

2 香菇鸡肉粥　总热量 489 千卡

材料：鸡脯肉、大米各 100 克，鲜香菇 3 个，调味品各适量。

做法：鸡脯肉切丝，鲜香菇洗净切丝，葱姜切末；锅中放足量水烧开，大米、香菇丝、鸡肉丝煮滚；撒入调味品即可。

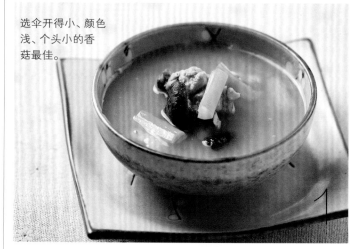

选伞开得小、颜色浅、个头小的香菇最佳。

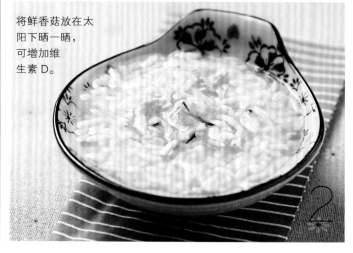

将鲜香菇放在太阳下晒一晒，可增加维生素 D。

金针菇 热量：26 千卡

算一算：建议每天吃 20 克。

金针菇中含有较多的锌，锌参与胰岛素的合成与分泌，能调节血糖，适合糖尿病患者食用。金针菇还富含 B 族维生素、维生素 C、碳水化合物、矿物质、氨基酸、植物血凝素、多糖等营养元素。

营养成分 Ingredient	含量 Content	同类比重 Proportion

营养成分

同类食物中较高

维生素 B$_1$	0.15 毫克
维生素 B$_2$	0.19 毫克

同类食物中一般

膳食纤维（不溶性）	2.7 克
钾	195 毫克
磷	97 毫克

锌	0.39 毫克
镁	17 毫克

同类食物中较低

蛋白质	2.4 克
脂肪	0.4 克
碳水化合物	6 克
维生素 A	5 微克
胡萝卜素	30 微克
维生素 C	2 毫克

对并发症益处

研究发现，人体缺锌后，血液中胰岛素水平下降，补锌后可增加机体对胰岛素的敏感性，减轻或延缓糖尿病并发症的发生。金针菇的热量低，脂肪含量极少，还有降低胆固醇的功效，非常适合肥胖及胆固醇过高的糖尿病患者食用。

这样吃，降糖最有效

糖尿病患者可以用金针菇煮汤，身体虚弱者还可以用金针菇炒肉片，均有补益肠胃的功效。

推荐食谱

1 蜇皮金针菇 总热量 191 千卡

材料： 海蜇 300 克，金针菇 200 克，胡萝卜半根，小黄瓜 1 根，红尖椒、蒜、盐、醋、香油各适量。

做法： 红尖椒、胡萝卜、小黄瓜切丝；大蒜切末；金针菇焯烫至熟，海蜇皮切丝。所有材料一起放入大碗中，调入醋和香油拌匀即可。

2 肚丝金针菇 总热量 285 千卡

材料： 熟猪肚半个，鲜金针菇 250 克，调味品各适量。

做法： 熟猪肚切丝，金针菇焯烫至熟。两者加调味品拌匀即可。

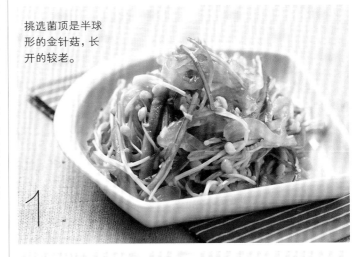

挑选菌顶是半球形的金针菇，长开的较老。

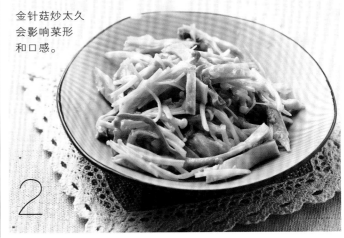

金针菇炒太久会影响菜形和口感。

空心菜 热量：20 千卡

算一算：建议每天吃 50 克，1 棵中等大小的新鲜空心菜重大约为 15 克。

　　空心菜性微寒味甘，能清热凉血、利尿除湿、解毒，且含有植物胰岛素和硒，可以帮助 2 型糖尿病患者控制血糖。

推荐食谱

1 蒜蓉空心菜 总热量 77 千卡

材料：空心菜 200 克，盐、生抽、醋、香油、蒜末、小红椒各适量。
做法：空心菜切段。小红椒切成圈。将空心菜焯熟捞出盛盘。将蒜末和红椒圈放在空心菜上，调入所有调味品拌匀即可。

2 空心菜粥 总热量 193 千卡

材料：空心菜 100 克，大米 50 克。
做法：空心菜洗净，切碎；大米洗净，加适量清水熬煮成粥，加入空心菜煮熟即成。

营养成分 Ingredient	含量 Content	同类比重 Proportion
营养成分		
同类食物中较高		
无		
同类食物中一般		
膳食纤维（不溶性）	1.4 克	
胡萝卜素	1520 微克	
维生素 B$_1$	0.02 毫克	
维生素 B$_2$	0.02 毫克	
维生素 C	25 毫克	
维生素 E	1.09 毫克	
钙	99 毫克	
硒	1.2 微克	
镁	29 毫克	
同类食物中较低		
蛋白质	2.2 克	
脂肪	0.3 克	
碳水化合物	3.6 克	

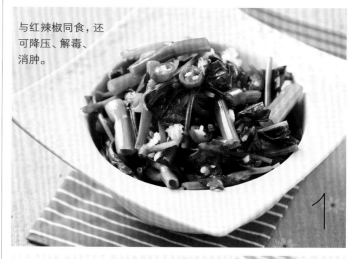

与红辣椒同食，还可降压、解毒、消肿。

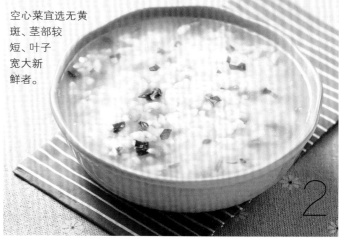

空心菜宜选无黄斑、茎部较短、叶子宽大新鲜者。

对并发症益处

　　空心菜中的膳食纤维含量较丰富，具有促进肠胃蠕动，防止便秘的作用。空心菜所含的维生素 C 能降低胆固醇，促进血液循环，还能提高机体免疫力。

这样吃，降糖最有效

　　炒空心菜时宜加点蒜，蒜所含的营养物质有降血脂及预防冠心病和动脉硬化的作用，并可防止血栓的形成，对防治糖尿病并发心血管疾病有帮助。

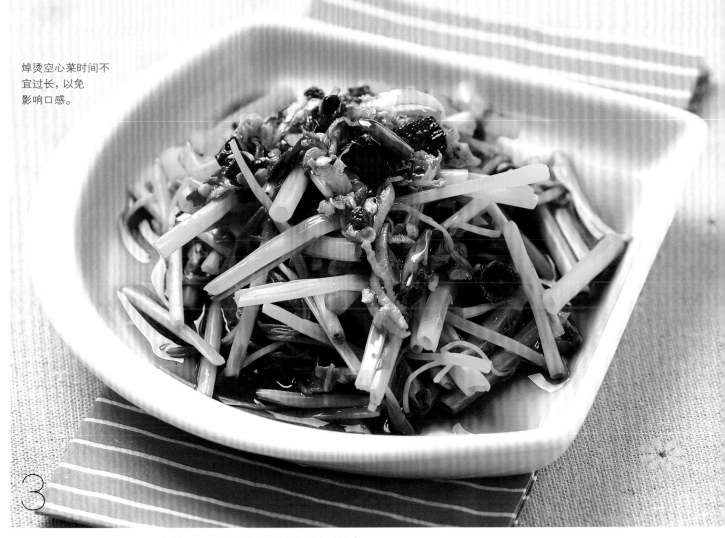

焯烫空心菜时间不
宜过长，以免
影响口感。

空心菜宜用大
火快炒，防止
营养流失。

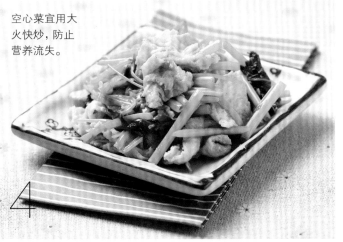

3 炝拌空心菜 总热量 150 千卡

材料：空心菜 300 克，葱花、姜丝、蒜末、干辣椒段、花椒、生抽、油各适量。

做法：空心菜洗净，焯烫一下，捞出后马上浸入凉开水中，捞出装盘。炒锅倒油，烧至五成热时放入葱花、姜丝、蒜末、花椒、干辣椒段，倒在碗中的生抽上。把做好的调料淋在空心菜上拌匀即可。

4 空心菜炒鸡蛋 总热量 136 千卡

材料：空心菜 300 克，鸡蛋 1 个，葱花、盐、植物油各适量。

做法：鸡蛋放入碗中，打成蛋液。锅中热油，放入鸡蛋炒熟备用；空心菜洗净切段。锅中热油，爆香葱花，放入空心菜炒至变色，放入鸡蛋翻炒几下，加入盐调味即成。

生菜 热量：13 千卡

算一算：建议每天吃 80 克，1 棵中等大小的新鲜生菜重大约为 300 克。

    生菜富含钾、钙、铁等矿物质，可以降血糖、减缓餐后血糖升高。它所含的膳食纤维能够促进肠胃蠕动，还有助于减少胰岛素的用量。生菜性质甘凉，因其茎叶中含有莴苣素，故味微苦，有清热提神、镇痛催眠、降低胆固醇、辅助治疗神经衰弱等功效。生菜中含有甘露醇等有效成分，有利尿、促进血液循环、清肝利胆及养胃的功效。

营养成分 Ingredient	含量 Content	同类比重 Proportion

营养成分

同类食物中较高

胡萝卜素	1790 微克
维生素 A	298 微克

同类食物中一般

维生素 B$_2$	0.06 毫克
维生素 B$_1$	0.03 毫克

维生素 E	1.02 毫克
硒	1.15 微克
钙	34 毫克

同类食物中较低

碳水化合物	2 克
蛋白质	1.3 克
膳食纤维（不溶性）	0.7 克
脂肪	0.3 克
维生素 C	13 毫克
锌	0.27 毫克

对并发症益处

    生菜所含的膳食纤维和维生素 C，可以消除多余脂肪，有助于肥胖型糖尿病患者减轻体重。生菜所含的莴笋素，具有降低胆固醇的功效。

这样吃，降糖最有效

    生食生菜可以最大限度地吸收其营养成分。

推荐食谱

1 蚝油生菜 总热量 80 千卡

材料：生菜 300 克，蚝油、蒜末、植物油、葱花、水淀粉适量。

做法：生菜焯烫一下摆盘，蒜末撒在生菜上面；锅里倒入油，烧热后加入蚝油和芡水熬制黏稠，浇在生菜上，最后撒上葱花即可。

2 凉拌生菜 总热量 62 千卡

材料：生菜 200 克，水发木耳 150 克，姜、盐、醋、香油各适量。

做法：将生菜择洗切段，加盐稍腌；木耳、姜切丝。生菜加入盐、醋拌匀，装入盘内，放上木耳丝、姜丝，淋入香油拌匀即成。

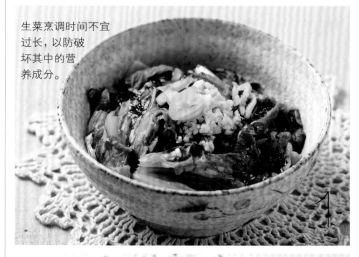

生菜烹调时间不宜过长，以防破坏其中的营养成分。

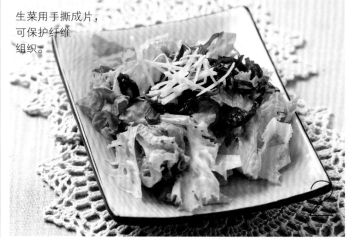

生菜用手撕成片，可保护纤维组织。

紫甘蓝 热量：19 千卡

算一算：建议每天吃 60 克，1 棵中等大小的新鲜紫甘蓝重大约为 1500 克。

　　紫甘蓝中的花青素可以帮助抑制血糖上升，预防糖尿病；紫甘蓝中所含有的铬可以提高胰岛素活性，对血糖和血脂都有调节作用。紫甘蓝性平、味甘，具有补骨髓、利关节、润脏腑和清热痛等功效。

营养成分 Ingredient	含量 Content	同类比重 Proportion

营养成分

同类食物中较高

无

同类食物中一般

营养成分	含量
维生素 B$_1$	0.04 毫克
维生素 B$_2$	0.04 毫克
维生素 C	39 毫克
铁	1.9 毫克
磷	56 毫克
钙	100 毫克

同类食物中较低

营养成分	含量
胡萝卜素	0.11 毫克
碳水化合物	4 克
蛋白质	1.3 克
脂肪	0.3 克
膳食纤维（不溶性）	0.9 克

对并发症益处

　　紫甘蓝中维生素 C 能够预防糖尿病性血管病变，并能预防糖尿病患者发生感染性疾病；维生素 E 能够预防糖尿病患者发生血管并发症；B 族维生素能够预防糖尿病患者出现周围神经功能障碍和视网膜病变，改善糖耐量。

这样吃，降糖最有效

　　适量生食紫甘蓝有利于控制血糖。

推荐食谱

1 香菜紫甘蓝　总热量 76 千卡

材料：紫甘蓝 200 克，香菜、圣女果各 100 克，调味品各适量。

做法：紫甘蓝切成细丝，加盐稍腌，洗净沥干，香菜切段，圣女果切块，所有材料一同放入容器中。加调味品搅拌均匀即可。

2 凉拌紫甘蓝　总热量 38 千卡

材料：紫甘蓝 200 克，调味品各适量。

做法：紫甘蓝洗净，控干，切成细丝。加适量盐腌一段时间，挤去水分，放在碗中。加入调味品拌匀即可。

同样重量的紫甘蓝，以体积小者为佳。

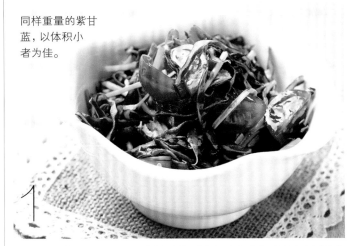

1

紫甘蓝梗比较硬，所以尽量切细一些。

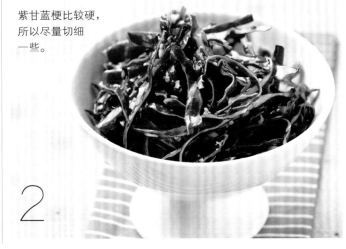

2

芥蓝 热量：19 千卡

算一算：建议每天吃 100 克，1 棵中等大小的新鲜芥蓝重大约为 30 克。

　　芥蓝中的膳食纤维，能延缓人体对食物中葡萄糖的吸收，降低胰岛素需求量，减轻胰岛细胞的负担，稳定餐后血糖。芥蓝性辛、味甘，具有利水化痰、解毒祛风、除邪热等功效。芥蓝中含有有机碱，这使它带有一定的苦味，能刺激人的味觉神经，增进食欲，还可加快胃肠蠕动，有助消化。

营养成分 Ingredient	含量 Content	同类比重 Proportion

营养成分

同类食物中较高

锌	1.3 毫克

同类食物中一般

膳食纤维（不溶性）	1.6 克
铁	2 毫克
磷	50 毫克

镁	18 毫克
硒	0.88 微克
锌	1.3 毫克
胡萝卜素	3450 微克

同类食物中较低

碳水化合物	2.6 克
蛋白质	2.8 克
脂肪	0.4 克
维生素 B_2	0.02 毫克

对并发症益处

　　芥蓝中的膳食纤维能加快肠道蠕动，有助于消化，防止便秘。芥蓝还能降低胆固醇、软化血管、预防心脏病，很适合糖尿病患者食用。

这样吃，降糖最有效

　　凉拌芥蓝具有抑制血糖上升、生津止渴、清热解毒、利尿通便之功效。

推荐食谱

1 芥蓝三文鱼 总热量 228 千卡

材料：三文鱼 150 克，芥蓝 100 克，生抽、柠檬汁、橄榄油各适量。
做法：三文鱼切成薄片；芥蓝用沸水焯烫熟，取粗茎斜切成薄片，一起摆入盘中。调味品充分混合均匀，淋入盘中即可。

2 凉拌芥蓝 总热量 19 千卡

材料：芥蓝 100 克，香油、盐各适量。
做法：芥蓝去掉粗的茎皮，切段。将芥蓝段放入开水中焯烫，捞出。加少许盐拌匀，淋上香油即可。

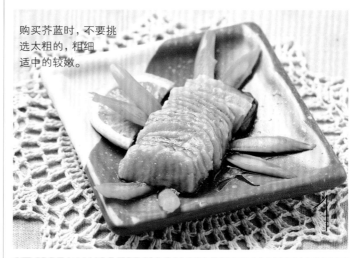

购买芥蓝时，不要挑选太粗的，粗细适中的较嫩。

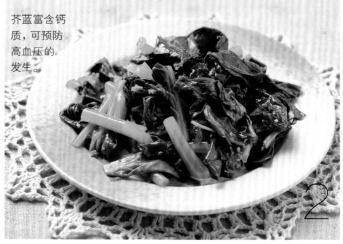

芥蓝富含钙质，可预防高血压的发生。

豌豆苗 热量：26 千卡

算一算：建议每天吃 50 克，1 根中等大小的新鲜豌豆苗重大约为 3 克。

　　豌豆苗性平、味甘，有补中益气、利小便的功效。豌豆苗里含有较多的铬，可增强胰岛素的效能，促进机体利用葡萄糖，改善糖耐量，有利于2型糖尿病患者的治疗。豌豆苗含钙质、B 族维生素、维生素 C 和胡萝卜素等营养成分。

营养成分 Ingredient	含量 Content	同类比重 Proportion

营养成分

同类食物中较高

胡萝卜素	2667 微克
维生素 A	445 微克
维生素 C	67 毫克
膳食纤维（不溶性）	1.9 克
维生素 B$_2$	0.11 毫克

维生素 B$_1$	0.05 毫克

同类食物中一般

蛋白质	4 克
钙	40 毫克
铁	4.2 毫克
镁	21 毫克
锌	0.77 毫克

同类食物中较低

碳水化合物	4.6 克
脂肪	0.8 克

对并发症益处

　　豌豆苗含有维生素和矿物质，可预防心血管疾病，促进肠胃蠕动，帮助消化。胡萝卜素含量较高，多吃具有保护眼睛的作用。

这样吃，降糖最有效

　　香菇炒豌豆苗具有辅助降压降糖的功效，适合糖尿病患者佐餐食用。

推荐食谱

1 豌豆苗豆腐汤 总热量 98 千卡

材料：北豆腐 100 克，豌豆苗 50 克，调味品各适量。
做法：豌豆苗洗净放入碗底。豆腐切块，加水、调味品烧开，待豆腐浮在汤面，加盐调味。倒入碗内，稍焖一会儿即成。

2 炝拌豌豆苗 总热量 34 千卡

材料：豌豆苗 100 克，蒜末、花椒、葱末、醋、盐、油各适量。
做法：豌豆苗放入沸水中焯烫至熟。油锅烧热，放入蒜末、花椒爆香。将花椒油淋在豌豆苗上，加葱末、醋、盐搅拌均匀即可。

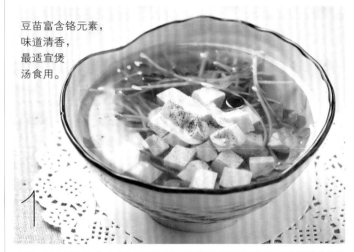

豆苗富含铬元素，味道清香，最适宜煲汤食用。

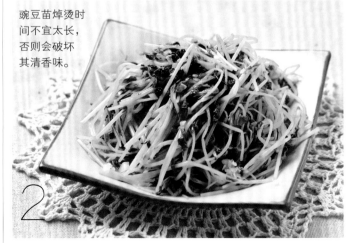

豌豆苗焯烫时间不宜太长，否则会破坏其清香味。

黄豆芽 热量：44 千卡

算一算：建议每天吃 50 克，1 根中等大小的新鲜黄豆芽重大约为 3 克。

　　黄豆芽所含维生素 B_1 和烟酸具有刺激胰岛素分泌及降低血糖的功效。黄豆芽含有的膳食纤维，能减少消化系统对糖分的吸收，延缓餐后血糖上升。黄豆芽味甘、性凉，具有清热利湿、消肿除痹、治疣赘的功效。

营养成分 Ingredient	含量 Content	同类比重 Proportion
营养成分		
同类食物中较高		
无		
同类食物中一般		
蛋白质	4.5 克	
维生素 B_1	0.04 毫克	
维生素 B_2	0.07 毫克	
膳食纤维（不溶性）	1.5 克	
脂肪	1.6 克	
镁	21 毫克	
同类食物中较低		
铁	0.9 毫克	
碳水化合物	4.5 克	
钙	21 毫克	
锌	0.54 毫克	
维生素 A	3 微克	
维生素 C	8 毫克	
胡萝卜素	30 微克	

对并发症益处

　　黄豆芽中的维生素不仅能降低血糖，还能降低胆固醇，常吃可防治由糖尿病并发各类心血管病。膳食纤维对糖尿病并发便秘患者十分有益。

这样吃，降糖最有效

　　黄豆芽是很普通的蔬菜，可炒食或者做汤食用。

推荐食谱

1 银耳拌豆芽 总热量 200 千卡

材料：黄豆芽 200 克，银耳、青椒各 50 克，香油、盐各适量。
做法：银耳用水泡发，青椒切丝，焯熟，捞出晾凉。将黄豆芽、青椒丝、银耳放入盘中，放入香油、盐搅拌均匀即可。

2 黄豆芽炖排骨汤 总热量 783 千卡

材料：黄豆芽 200 克，排骨 250 克，姜片、葱段、盐各适量。
做法：排骨斩块，焯一下，黄豆芽洗净；将豆芽和排骨放入砂锅，加适量温水，放入葱姜，小火焖 1 小时，加盐调味即可。

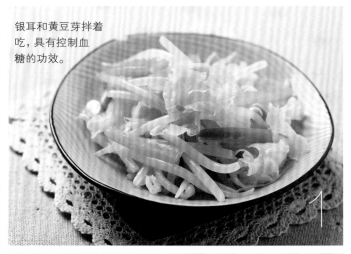

银耳和黄豆芽拌着吃，具有控制血糖的功效。

1

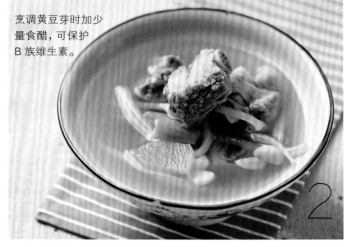

烹调黄豆芽时加少量食醋，可保护 B 族维生素。

2

莲藕 热量：70 千卡

算一算：建议每天吃 200 克，1 节中等大小的新鲜莲藕重大约为 500 克。

　　莲藕含膳食纤维较多，可以提高胰岛素利用率，延缓小肠对糖类和脂肪的吸收，控制餐后血糖的上升。莲藕味甘、性寒，具有清热凉血、生津、散瘀、补脾开胃的功效。莲藕富含淀粉、蛋白质、B 族维生素、维生素 C、脂肪、碳水化合物及钙、磷、铁等多种营养物质，肉质肥嫩，白净滚圆，口感甜脆。

营养成分 Ingredient	含量 Content	同类比重 Proportion

营养成分

同类食物中较高

维生素 B$_1$	0.16 毫克
维生素 B$_2$	0.22 毫克
维生素 C	44 毫克

同类食物中一般

碳水化合物	16.4 克

膳食纤维（不溶性）	1.2 克
铁	1.4 毫克
镁	19 毫克
钙	39 毫克
磷	58 毫克
锌	0.23 毫克

同类食物中较低

蛋白质	1.9 克
脂肪	0.2 克

对并发症益处

　　莲藕中含有黏液蛋白和膳食纤维，能与人体内胆酸盐、食物中的胆固醇以及甘油三酯结合，从粪便中排出，从而降低脂类的吸收，减低血脂。

这样吃，降糖最有效

　　将莲藕煮熟后凉拌，不仅省油，还不会快速升高血糖。用藕制成粉，能消食止泻、开胃清热、滋补养性、预防内出血。

推荐食谱

1 炒藕片 总热量 280 千卡

材料：莲藕 400 克，盐、葱花、香油、醋、姜末各适量。

做法：莲藕切薄片焯烫 1 分钟捞出。坐锅热油，炒香葱花、姜末；下藕片、盐翻炒 2 分钟；加醋、香油调味即可。

2 莲藕炖排骨 总热量 1106 千卡

材料：莲藕块、排骨块各 300 克，红枣 3 枚，调味品各适量。

做法：油锅烧热，爆香葱姜，倒入排骨块、料酒翻炒，取一汤锅，倒入排骨，再放入水、莲藕、红枣炖 1 小时，加盐调味即可。

莲藕切片后入水泡去淀粉，口感更脆。

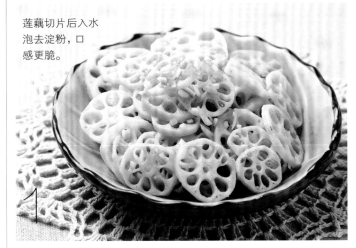

1

宜选择两端藕节均完整的莲藕，以防藕眼里有泥沙。

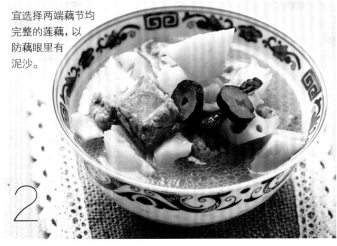

2

红薯 热量：55 千卡

算一算：建议每天吃 50 克，1 块中等大小的新鲜红薯重大约为 300 克。

红薯中所含的膳食纤维能促进肠道蠕动和防止便秘，延缓餐后血糖的升高。红薯中的硒元素可以起到辅助调节血糖的作用。红薯味甘、性平，具有补虚乏、益气力、养脾胃、强肾阴等功效。

推荐食谱

1 红薯银耳羹 总热量 160 千卡

材料：红薯 120 克，银耳 15 克，枸杞子、木糖醇各适量。
做法：银耳泡发，撕小朵。红薯去皮、切块。银耳小火炖煮 20 分钟。加入红薯炖煮半小时，加入枸杞子、木糖醇炖煮 5 分钟即可。

2 小米红薯粥 总热量 206 千卡

材料：红薯 100 克，小米 30 克。
做法：小米洗净，红薯去皮，洗净切块状倒入盛小米的锅中。盖上锅盖，小火慢熬，熬到红薯充分软化即可。

营养成分 Ingredient	含量 Content	同类比重 Proportion

营养成分

同类食物中较高

碳水化合物	80.5 克	

同类食物中一般

蛋白质	4.70 克	
纤维素	2 克	
维生素 B_1	0.04 毫克	
维生素 B_2	0.04 毫克	
维生素 C	26 毫克	
硒	0.48 微克	
镁	12 毫克	

同类食物中较低

脂肪	0.8 克	
锌	0.15 毫克	
铁	0.5 毫克	
钾	130 毫克	

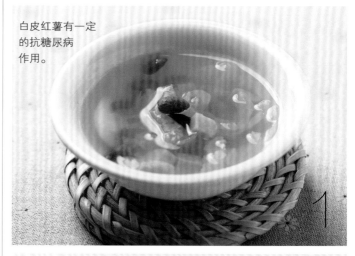

白皮红薯有一定的抗糖尿病作用。

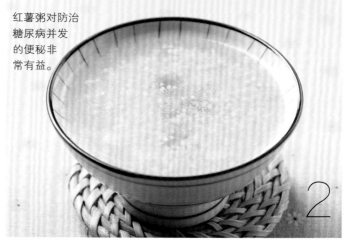

红薯粥对防治糖尿病并发的便秘非常有益。

对并发症益处

红薯对人体器官黏膜有特殊的保护作用，可抑制胆固醇的沉积，保持血管弹性。红薯所含的钾、胡萝卜素、叶酸、维生素 C 和维生素 B_6，有助于预防心血管疾病。

这样吃，降糖最有效

糖尿病患者可以把红薯当作主食吃。红薯银耳羹可抑制脂肪、养颜排毒、滋养身体，是最健康的养颜排毒食品。

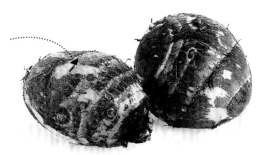

芋头含淀粉、糖量都较高，建议不食。

芋头

芋头的主要成分为淀粉，相当于我们平时吃的主食。芋头含糖量也较高，煮食后热量及糖分均会升高，易使血糖升高。因此，不建议糖尿病患者多吃芋头。芋头口感细软，绵甜香糯，营养价值近似于土豆，又不含龙葵素，易于消化而不会引起中毒。是一种很好的碱性食物。

含糖量高，升糖快。 每 100 克新鲜芋头中含热量 79 千卡，建议不食用或用 100 克白菜代替。

甜菜

甜菜含糖量较高，糖尿病患者食用后血糖会明显升高，故应尽量不吃。甜菜相对于白萝卜、胡萝卜等同类根菜类蔬菜来说，热量较高。但是甜菜叶中含有一种甜菜碱成分，是其他蔬菜所没有的，它具有和胆碱、卵磷脂生化药理功能，是新陈代谢的有效调节剂，能加速人体对蛋白的吸收，改善肝的功能。

热量高。 每 100 克新鲜甜菜中含热量 75 千卡，建议不食用或用 100 克白萝卜代替。

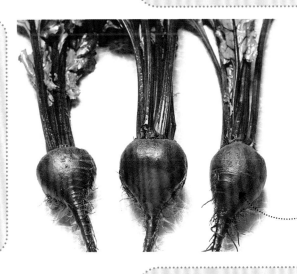

甜菜含糖量较高，但甜菜叶可有效调节新陈代谢。

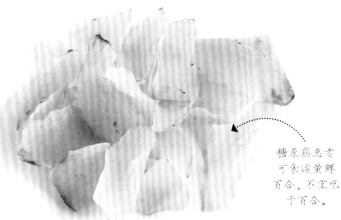

糖尿病患者可食适量鲜百合，不宜吃干百合。

干百合

干百合以碳水化合物为主要成分，因此对于糖尿病患者来说，吃百合没有绝对的禁忌，但必须适量。相对于干百合来说，鲜百合的碳水化合物含量低。因此，糖尿病患者更不宜吃干百合。

碳水化合物含量高。 每 100 克干品百合中含热量 162 千卡，建议不食用或少量食用鲜品，或用 15 克银耳代替。

菱角

淀粉含量很高，极易导致餐后高血糖。糖尿病合并肾病患者极易出现高钾血症，一旦出现，将诱发心律失常，所以，应限制对钾的摄入量。菱角中钾的含量极高，故有肾病的糖尿病患者不宜食用。尽量不生吃菱角。在生吃时一定要充分洗擦，并用开水烫泡几分钟或在阳光下晒过一天后才吃。

淀粉含量高，易诱发心律失常。每 100 克新鲜菱角中含热量 98 千卡，可用 20 克竹笋代替。

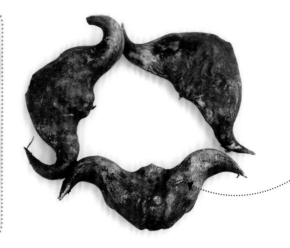

糖尿病合并肾病者吃菱角后易出现高钾血症。

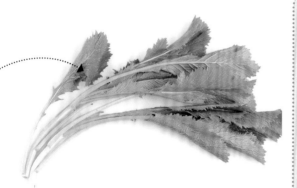

久食雪里蕻宜积温成热，阴虚火旺的糖尿病患者应少食。

雪里蕻

中的膳食纤维可延缓消化速度，从而减少人体对食物的摄取量。但雪里蕻性温，久食则易积温成热，糖尿病患者多属阴虚火旺之体质，故不宜多食。雪里蕻经常被腌制成咸菜食用，含盐较多，糖尿病患者忌多食盐，故不宜食用腌制后的雪里蕻。

不易消化、腌制后含盐量高。每 100 克新鲜雪里蕻中含热量 98 千卡，建议不食用或用 80 克白菜代替。

香椿

中医认为，香椿多走肝经，可以助阳，所以一般阳虚的人吃香椿是有好处的。但是相对的，阴虚的人吃了香椿后容易加重肝火，尤其是像糖尿病患者这样属于阴虚燥热的患者，吃了对病情的恢复没有好处。另外，有眼部并发症的患者，更应少吃香椿，否则会对眼部疾病的治疗产生不利影响。

助阳易引发上火。每 100 克新鲜香椿中含热量 47 千卡，建议不食用或用 70 克西蓝花代替。

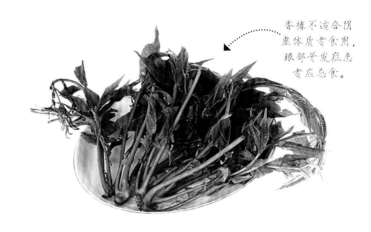

香椿不适合阴虚体质者食用，眼部并发症患者应忌食。

慎 忌

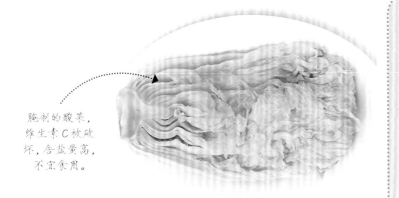

隘制的酸菜，维生素C被破坏，含盐量高，不宜食用。

酸菜能增进食欲，其中的有效成分还可促进人体对铁的吸收，但在腌制的过程中，酸菜的许多营养素特别是维生素 C 被大量破坏，而维生素 C 具有促进胰岛素分泌、保护血管壁的功效，因此糖尿病患者不适宜多吃酸菜。

维生素 C 被大量破坏，不利胰岛素分泌。每 100 克酸菜中含热量 162 千卡，建议不食用或用 100 克大白菜代替。

韭菜中医认为，韭菜性温，能温肾助阳，是一味可温补肾阳的中药。因此，阴虚内热体质的人是不宜食用的。早、中期糖尿病及高血压患者多属阴虚体质，食用补阳类食物及药物后会加重病情。韭菜的粗纤维较多，不易消化吸收，所以一次不能吃太多韭菜，否则大量粗纤维刺激肠壁，往往引起腹泻。

助阳易引发上火。每 100 克韭菜中含热量 26 千卡，建议不食用或用 70 克茄子代替。

韭菜补肾阳，食用后会加重糖尿病病情。

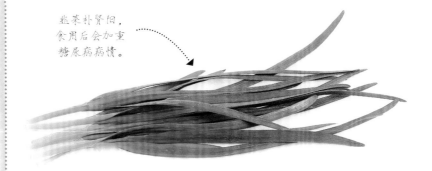

等值蔬菜类交换表 每份蔬菜类提供蛋白质 5 克，碳水化合物 17 克，热能 90 千卡。

食品	重量（克）	食品	重量（克）
大白菜、圆白菜、菠菜	500	胡萝卜	200
韭菜、茴香	500	南瓜、花菜	350
芹菜、莴苣、油菜	500	扁豆、洋葱、蒜苗	250
西葫芦、番茄、冬瓜、苦菜	500	白萝卜、青椒、茭白、冬笋	400
黄瓜、茄子、丝瓜	500	山药、荸荠、藕	150
芥蓝菜、瓢菜	500	慈菇、百合、芋头	100
苋菜、雪里蕻	500	毛豆、鲜豌豆	70
绿豆芽、鲜蘑菇	500		

热量较高的食物要精算少吃 ▶▶▶

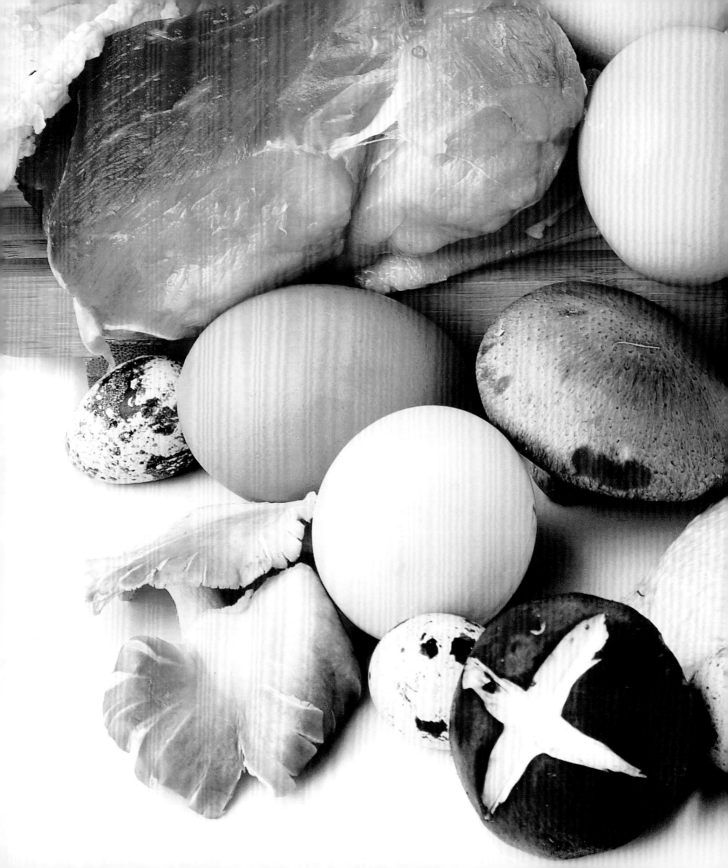

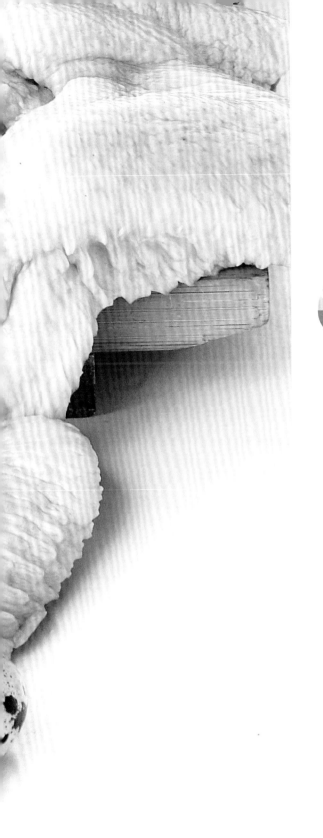

第四章
算肉蛋类

糖尿病人群大都"谈肉色变"，其实大可不必。肉类含有多种人体必需氨基酸，同时还是矿物质的良好来源，尤其是白色肉类，如鸡鸭肉、鱼肉等。蛋类是良好的优质蛋白质来源。肉蛋类合理食用，不但具有重要的生理功能，还能够帮助控制血糖，预防并发症。

向大夫说，红肉白肉要选择搭配好

蛋白质是生命的基础，没有蛋白质就没有生命，我们的身体从头发根到指甲主要成分都是蛋白质。肉蛋类是身体所需蛋白质的良好来源，瘦肉和鸡蛋等都含有优质蛋白质。适量摄入蛋白质对保证糖尿病患者营养供应、提高免疫力、控制血糖、保护肾脏功能等都是非常重要的。糖尿病患者每天摄入蛋白质提供的能量应占总能量的 10%~15%。

多吃"白肉"少吃"红肉"

所谓"白肉"是指鸡、鸭、鸟类和鱼类及海鲜等颜色偏白的肉类，但并不包括同样也是白色的肥猪肉、肥牛肉等。与之相对的"红肉"是指猪、牛、羊等畜类的肌肉、内脏及其制品，常呈暗红色。

在蛋白质、维生素和矿物质含量方面，白肉和红肉差别不大，但各有特点。两者的主要差距在于脂肪。一般地，白肉（肥鸭、烤鸭和鹅肉除外）脂肪含量较红肉低，且饱和脂肪酸和胆固醇含量也低。整体而言，白肉的脂肪酸组成和胆固醇含量优于红肉。因此，一般建议糖尿病患者多选白肉，少吃红肉。

多吃"瘦肉"少吃"肥肉"

其实，红肉类也并非总是高脂肪、高胆固醇的。肉类中脂肪含量主要取决于肥和瘦。肥瘦相间肉类的脂肪含量可以用肉眼判断，白色部分（肥肉）越多则脂肪含量越高，红色部分（瘦肉）越多，则脂肪含量越低。脂肪含量高的，胆固醇含量也要高一些。因此，肉类消费要多"瘦"少"肥"。

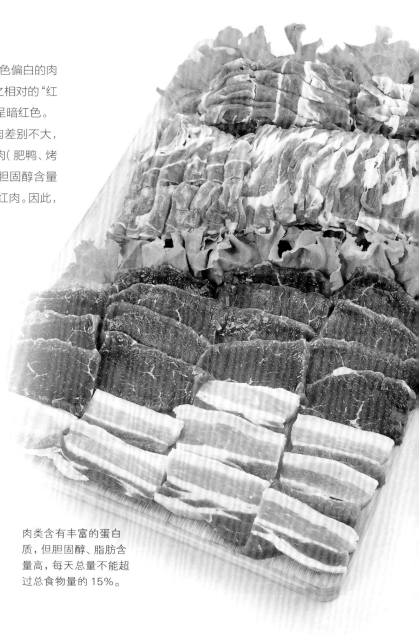

肉类含有丰富的蛋白质，但胆固醇、脂肪含量高，每天总量不能超过总食物量的 15%。

每天最多吃一个鸡蛋

蛋类营养价值固然很高，但也并非完美，主要缺点是蛋黄含有较多的饱和脂肪酸和胆固醇。饱和脂肪酸和胆固醇摄入过多时对心脑血管系统有害。

胆固醇是一种广泛存在于动物性食物中的脂类化合物，在人体内有一定的生理作用，如参与细胞膜构成，用于合成某些激素（如性激素），形成胆汁中的胆盐，促进脂肪消化等。但是，胆固醇摄入过多则是有害的，可引起血脂异常，尤其是胆固醇和饱和脂肪酸一起摄入时，其升高血清胆固醇的作用非常明显。

糖尿病患者更容易发生血脂异常现象和冠心病，糖尿病患者每天摄入的胆固醇不要超过 300 毫克。一个大小适中的鸡蛋含胆固醇 300 毫克左右，因此，糖尿病患者每天最多吃一个鸡蛋。而对那些伴有血脂异常的患者，为进一步减少胆固醇摄入，最好每天只吃 1 个鸡蛋清。

怎么吃鸡蛋

鸡蛋的吃法很多,煮鸡蛋、蒸蛋羹、炒鸡蛋、煎鸡蛋、荷包鸡蛋、茶叶蛋等均可。鸡蛋还可以和面、做馅、做蛋花汤等。煎鸡蛋最不可取。高温不但破坏营养素，增加脂肪摄入，还会产生致癌物质。

煮鸡蛋的时间也不要太长，时间一长不但维生素容易被破坏，蛋白质吸收率也会降低。从既保证卫生又保护维生素的角度看，鸡蛋煮到蛋清已经凝固，而蛋黄处于半凝固或流动的状态，是最佳吃法。

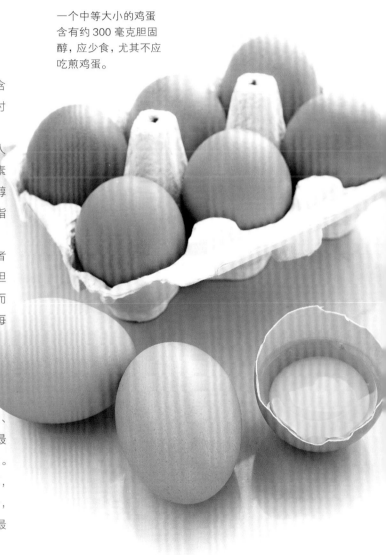

一个中等大小的鸡蛋含有约 300 毫克胆固醇，应少食，尤其不应吃煎鸡蛋。

乌鸡 热量：111 千卡

算一算：建议每天吃 100 克，1 只中等大小的乌鸡体重大约为 1200 克。

乌鸡含有大量抗氧化作用的物质，可改善肌肉强度，延缓衰老，有利于预防糖尿病。

营养成分 Ingredient	含量 Content	同类比重 Proportion

营养成分

同类食物中较高		
蛋白质	22.3 克	
镁	51 毫克	
同类食物中一般		
维生素 E	1.77 毫克	
同类食物中较低		

脂肪	2.3 克	
碳水化合物	0.3 克	
胆固醇	106 毫克	
维生素 B_1	0.02 毫克	
维生素 B_2	0.2 毫克	
硒	7.73 微克	
锌	1.6 毫克	
钙	17 毫克	
铁	2.3 毫克	

对并发症益处

乌鸡营养丰富，且胆固醇和脂肪含量较少，对糖尿病患者有很好的补益功效。乌鸡具有清洁人体血液的功能，能辅助治疗高血压、心肌梗死等心脑血管疾病。

这样吃，降糖最有效

乌鸡连骨熬汤，再加一些香菇，滋补效果最佳，适合糖尿病患者补益身体。炖煮时最好使用砂锅小火慢炖，能很好地保存住营养。

推荐食谱

1 山药炖乌鸡 总热量 556 千卡

材料：净乌鸡 400 克，山药 200 克，盐、葱段、姜片、料酒、八角、花椒、桂皮、肉蔻各适量。

做法：山药去皮、切段。锅中倒入适量清水，放入乌鸡、葱段、姜片及八角、花椒、桂皮、肉蔻。开锅后淋上料酒，改小火炖 1 个小时左右，加山药段、盐，再中火继续炖至山药熟即可。

2 红枣当归乌鸡汤 总热量 687 千卡

材料：乌鸡 500 克，当归 20 克，红枣 5 枚，姜片、盐各适量。

做法：乌鸡连同姜片冷水下锅，焯掉血水后用清水洗净；沥干水分备用；当归用清水过净一下备用；红枣洗净去核备用；把焯好的乌鸡入锅；加入当归和红枣，然后加入适量的清水；煲 1.5~2 小时，食用前加盐调味即可。

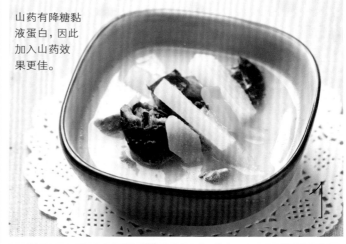

山药有降糖黏液蛋白，因此加入山药效果更佳。

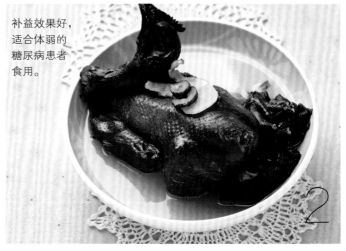

补益效果好，适合体弱的糖尿病患者食用。

鸭肉 热量：240 千卡

算一算：建议每天吃 60 克，1 只中等大小的鸭子体重大约为 1500 克。

鸭肉中的脂肪主要是不饱和脂肪酸，有助于降低胆固醇，对糖尿病患者有保健作用，还能预防糖尿病并发血管疾病。鸭肉可补充 2 型糖尿病患者因胰岛素抵抗消耗的 B 族维生素。鸭肉含有丰富的锌元素，可以增强肌肉细胞对葡萄糖的利用率，降低血糖浓度。

营养成分 Ingredient	含量 Content	同类比重 Proportion

营养成分

同类食物中较高

维生素 B₂	0.34 毫克	

同类食物中一般

脂肪	19.7 克	
烟酸	4.2 毫克	
不饱和脂肪酸	12.9 克	
硒	10 微克	

同类食物中较低

蛋白质	15.5 克	
碳水化合物	0.2 克	
胆固醇	94 毫克	
维生素 A	47 微克	
维生素 B₁	0.08 毫克	
维生素 E	0.2 毫克	
锌	0.9 毫克	

对并发症益处

鸭肉中含有的烟酸对细胞呼吸起重要作用，并对心肌梗死等心脏病患者有保护作用。

这样吃，降糖最有效

糖尿病患者吃鸭肉时最好去掉鸭皮，尽量吃鸭胸脯肉，因为鸭的脂肪主要集中于皮下。

推荐食谱

1 芡实鸭肉汤 总热量 1551 千卡

材料：老鸭 1 只，芡实 100 克，盐适量。

做法：鸭宰杀，去毛及内脏，洗净，切块，将芡实一同放入炖锅内。小火煲 2 小时，加盐调味即可。

2 薏米鸭肉煲 总热量 899 千卡

材料：鸭肉 300 克，薏米 50 克，料酒 10 克，姜、葱、盐、香油各适量。

做法：鸭肉洗净，切 3 厘米见方的块；薏米洗净，除去杂质；姜切片，葱切段。将薏米、鸭肉、姜片、葱段、料酒同放炖锅内，加清水，置大火上烧沸。用小火烧煮 35 分钟，加入盐、香油即成。

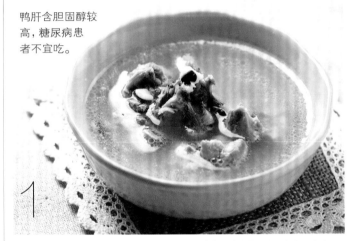

鸭肝含胆固醇较高，糖尿病患者不宜吃。

1

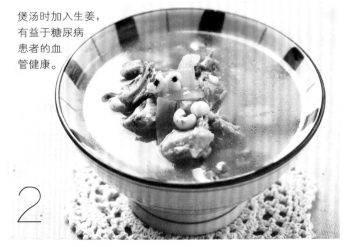

煲汤时加入生姜，有益于糖尿病患者的血管健康。

2

鹌鹑 热量：110 千卡

算一算：建议每天吃 60 克，1 只中等大小的鹌鹑体重大约为 120 克。

　　鹌鹑肉是典型的高蛋白、低脂肪食物，特别适合中老年人及高血压、肥胖症患者食用。鹌鹑的肉、蛋可辅助治疗糖尿病、水肿、肥胖型高血压等多种疾病。鹌鹑性平、味甘，具有益中补气、强筋骨、消结热、利水消肿作用。

营养成分 Ingredient	含量 Content	同类比重 Proportion

营养成分

同类食物中较高

蛋白质	20.2 克
维生素 B$_2$	0.32 毫克
维生素 B$_6$	0.53 毫克

同类食物中一般

胆固醇	157 毫克
硒	11.67 微克

钙	48 毫克
镁	20 毫克

同类食物中较低

脂肪	3.1 克
碳水化合物	0.2 克
维生素 A	40 微克
维生素 B$_1$	0.04 毫克
维生素 E	0.44 毫克
锌	1.19 毫克
铁	2.3 毫克

对并发症益处

　　鹌鹑肉和鹌鹑蛋中含有丰富的卵磷脂，是高级神经活动不可缺少的营养物质，有健脑的作用。鹌鹑蛋含有维生素 P 等成分，有防治高血压及动脉硬化的功效。鹌鹑蛋还含有芦丁等物质，可以降低血压。

这样吃，降糖最有效

　　枸杞子烧鹌鹑具有很好的补肾作用，还有降血糖、调补身体虚弱之功效。

推荐食谱

1 补气鹌鹑汤 总热量 390 千卡

材料：鹌鹑 1 只，西洋参 5 克，花胶 50 克，姜片、盐各适量。

做法：花胶泡发后剪大块。鹌鹑洗净，切块。将所有材料放入炖盅中，加入适量水小火炖 1 小时。加入盐调味即成。

2 鹌鹑银耳汤 总热量 320 千卡

材料：鹌鹑 1 只，银耳 1 朵，红枣、枸杞子、盐各适量。

做法：鹌鹑切块；银耳泡发，撕成小块；红枣、枸杞子洗净待用。将所有材料放入砂锅中，加适量水，小火煲 2 小时，加盐调味即可。

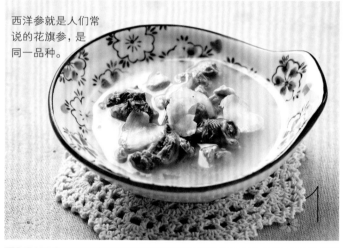

西洋参就是人们常说的花旗参，是同一品种。

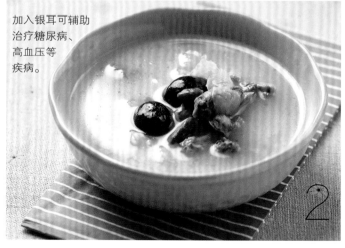

加入银耳可辅助治疗糖尿病、高血压等疾病。

牛肉 热量：125 千卡

算一算：建议每天吃 80 克，80 克牛肉大约有一副扑克牌那么大。

　　牛肉中锌含量很高，锌除了支持蛋白质的合成、增强肌肉力量外，还可提高胰岛素合成的效率。牛肉中的硒也可促进胰岛素的合成，所以适量吃些牛肉对控制血糖有一定好处。

营养成分 Ingredient	含量 Content	同类比重 Proportion

营养成分

同类食物中较高

蛋白质	19.9 克
锌	4.73 毫克

同类食物中一般

维生素 B_2	0.24 毫克
镁	20 毫克

钾	270 毫克
磷	150 毫克

同类食物中较低

脂肪	4.2 克
碳水化合物	2 克
胆固醇	84 毫克
维生素 E	0.42 毫克
硒	6.45 微克
铁	2.2 毫克

推荐食谱

1 芹菜炒牛肉　总热量 83 千卡

材料：芹菜 250 克，牛肉 50 克，料酒、盐各适量。
做法：将牛肉切丝，芹菜洗净切段；起油锅，煸炒牛肉丝片刻，加入芹菜一起翻炒；加入盐翻炒片刻，装盘即可。

2 番茄炒牛肉　总热量 112 千卡

材料：牛里脊肉 60 克，番茄 250 克，调味品各适量。
做法：番茄切片，牛肉切片，姜切丝。姜丝、牛肉炒至七成熟，取出备用。另起油锅，下番茄，加调味品，放入牛肉炒熟即可。

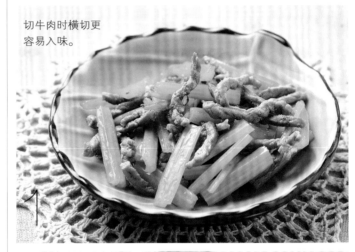

切牛肉时横切更容易入味。

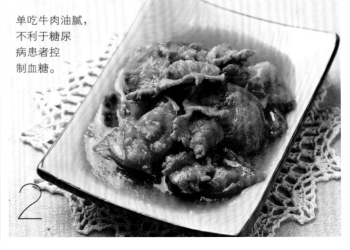

单吃牛肉油腻，不利于糖尿病患者控制血糖。

对并发症益处

　　牛肉中的镁，有助于降低心血管并发症的发生率。牛肉中的蛋白质所含的必需氨基酸较多，脂肪和胆固醇含量却较少，适合肥胖者和高血压、血管硬化、冠心病患者食用。

这样吃，降糖最有效

　　芹菜富含的膳食纤维，有助于抑制人体对牛肉中脂肪和胆固醇的吸收，同时芹菜也有较好的降血压的功效。因此牛肉和芹菜搭配，适合糖尿病合并心脑血管疾病的患者食用。

兔肉 热量：102 千卡

算一算：建议每天吃 80 克，1 只中等大小的兔子体重约为 4000 克。

　　兔肉属于高蛋白质、低脂肪、低胆固醇的肉类，尤其是脂肪和胆固醇含量低于其他所有肉类，适合高胆固醇的糖尿病患者食用。兔肉味甘、性凉，具有补中益气、凉血解毒、清热止渴等作用。

营养成分 Ingredient	含量 Content	同类比重 Proportion

营养成分

同类食物中较高

蛋白质	19.7 克
钾	284 毫克

同类食物中一般

硒	10.93 微克

同类食物中较低

脂肪	2.2 克
碳水化合物	0.9 克
胆固醇	59 毫克
维生素 A	26 微克
维生素 B_1	0.11 毫克
维生素 B_2	0.1 毫克
铁	2 毫克
镁	15 毫克
钙	12 毫克

对并发症益处

　　兔肉富含卵磷脂，卵磷脂有保护血管、预防动脉硬化、预防血栓形成的作用，对维持大脑的活动、细胞膜的完整、血管壁的光滑起着重要的作用。兔肉肉质鲜嫩，适合体形消瘦和尿频的糖尿病患者食用。

这样吃，降糖最有效

　　兔肉与莴笋搭配，具有高蛋白质、低脂肪、低胆固醇、低糖的特点，还有健脾调胃、补气血、清热去火的功效，适合糖尿病患者食用。

推荐食谱

1 黄瓜炒兔肉 总热量 176 千卡

材料：黄瓜 350 克，兔肉 100 克，水发木耳 25 克，调味品各适量。
做法：黄瓜切成片；木耳撕小片；兔肉切片。锅中热油，炒香葱姜，下入兔肉片炒散，再下入木耳片、黄瓜片，加盐炒匀至熟即可。

2 桑皮炖兔肉 总热量 255 千卡

材料：兔肉 250 克，桑白皮 20 克，盐、香油各适量。
做法：桑白皮洗净；兔肉洗净，切块。将两物同放入砂锅，加适量清水煮至兔肉熟烂，再加入盐和香油调味即可。

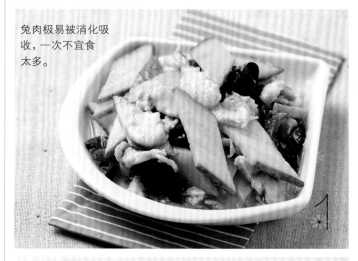

兔肉极易被消化吸收，一次不宜食太多。

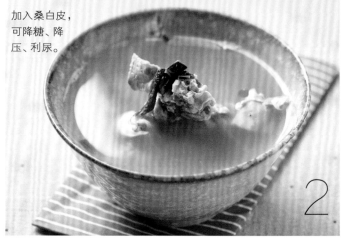

加入桑白皮，可降糖、降压、利尿。

驴肉　热量：116 千卡

算一算：建议每天吃 80 克，80 克驴肉大约有一副扑克牌那么大。

　　驴肉中氨基酸含量丰富，而且驴肉中氨基酸构成比较全面，能营养胰岛细胞，改善胰腺功能，促进胰岛素的分泌，调节血糖水平。驴肉肉质鲜嫩可口，易于消化，是老年人的滋补佳品。

营养成分 Ingredient	含量 Content	同类比重 Proportion

营养成分

同类食物中较高

蛋白质		21.5 克
氨基酸		18.8 克
铁		4.3 毫克
锌		4.26 毫克
钾		325 毫克

同类食物中一般

维生素 E	2.76 毫克

同类食物中较低

脂肪	3.2 克
碳水化合物	0.4 克
胆固醇	74 毫克
维生素 A	72 微克
硒	6.1 微克
维生素 B_1	0.03 毫克
维生素 B_2	0.16 毫克

对并发症益处

　　驴肉的不饱和脂肪酸含量，尤其是亚油酸、亚麻酸的含量都远远高于猪肉、牛肉，胆固醇含量则低于牛肉和猪肉，所以对糖尿病合并动脉硬化、冠心病、高血压患者有着良好的保健作用。

这样吃，降糖最有效

　　用驴骨加土茯苓一起煲成驴骨汤，能辅助治疗糖尿病。

推荐食谱

1 土茯苓驴骨汤　总热量 580 千卡

材料：驴骨 500 克，土茯苓 20 克，调味品各适量。
做法：土茯苓洗净，驴骨洗净敲碎。将驴骨头放入大锅中加葱段、姜片、土茯苓同煮；待汤汁呈乳白时，加调味品即可。

2 山药驴肉煲　总热量 622 千卡

材料：驴肉 400 克，山药 200 克，调味品各适量。
做法：驴肉切块；山药切滚刀块；蒜洗净；锅中放油烧热，依次放入沙茶酱、蒜、驴肉、葱段、姜片，煸炒出香味；烹入料酒、酱油，把驴肉等放入砂锅中，倒入开水，改用小火慢煲；待肉熟烂时，放入山药煲至熟软即可。

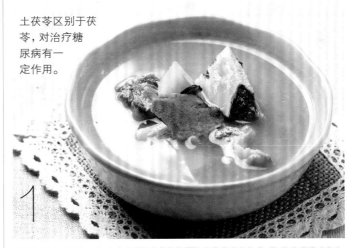

土茯苓区别于茯苓，对治疗糖尿病有一定作用。

1

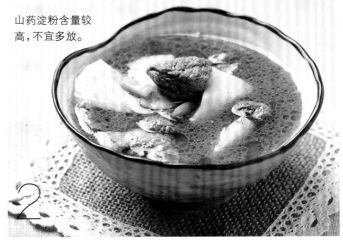

山药淀粉含量较高，不宜多放。

2

鸡肉 热量：167 千卡

算一算：建议每天吃 100 克，1 只中等大小的鸡体重约为 1500 克。

　　鸡肉含有丰富的锌元素，可以增强肌肉细胞对葡萄糖的利用率，降低血糖浓度。鸡肉中的蛋白质含量高，而且消化率高，容易被人体吸收利用，可以增强体力，对糖尿病患者有很好的补虚功效。

营养成分 Ingredient	含量 Content	同类比重 Proportion

营养成分

同类食物中较高	
蛋白质	19.3 克

同类食物中一般	
钾	251 毫克
硒	11.75 微克

同类食物中较低	
脂肪	9.4 克

碳水化合物	1.3 克
胆固醇	106 毫克
维生素 A	42 微克
维生素 B_1	0.05 毫克
维生素 B_2	0.09 毫克
维生素 E	0.2 毫克
铁	1.4 毫克
锌	1.29 毫克
镁	7 毫克

对并发症益处

　　鸡胸脯肉中含有的 B 族维生素，具有消除疲劳、保护皮肤的作用。大腿肉中含有的铁，可改善缺铁性贫血。翅膀肉中含有丰富的骨胶原蛋白，可强化血管、肌肉、肌腱的功能。

这样吃，降糖最有效

　　鸡皮含脂肪较多，糖尿病患者吃鸡肉时要去掉鸡皮。

推荐食谱

1 天麻炖老母鸡汤　总热量 1316 千卡

材料：天麻片 10 克，老母鸡 1 只，姜丝、盐各适量。

做法：将天麻洗净；老母鸡杀后去毛及内脏，切块，放入炖锅。将天麻片和姜丝放于纱布袋中，放入炖锅，加清水适量，大火煮沸，再改用小火炖至鸡肉熟烂即可。分数次饮汤吃鸡肉。

2 麻辣鸡丝　总热量 544 千卡

材料：鸡胸脯肉 400 克，青椒、红椒各 25 克，黄瓜片、盐、木糖醇、醋、花椒、辣椒末、花生油各适量。

做法：将鸡脯肉入清水锅中煮熟捞出，用手撕成丝。花椒切碎，同辣椒末放一起，浇入烧熟的花生油炸香。青椒、红椒也切丝，放在鸡丝上，撒上盐、木糖醇、醋拌匀。浇上花椒辣油拌匀即成，四周可用黄瓜片装饰。

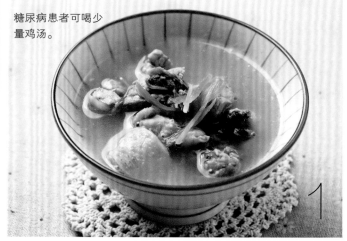

糖尿病患者可喝少量鸡汤。

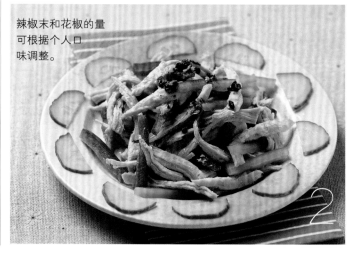

辣椒末和花椒的量可根据个人口味调整。

鸽肉 热量：201 千卡

算一算：建议每天吃 60 克，1 只中等大小的鸽子体重约为 600 克。

　　鸽肉是糖尿病患者补充优质蛋白质的主要肉食之一，适合消瘦型糖尿病患者及并发高血压、血脂异常、冠心病患者食用。此外，鸽肉所含的钙、铁、铜等元素及维生素 A、B 族维生素、维生素 E 等都比鸡、鱼、牛、羊肉含量高。

营养成分 Ingredient	含量 Content	同类比重 Proportion

营养成分

同类食物中较高		
钾	334 毫克	
同类食物中一般		
蛋白质	16.5 克	
脂肪	14.2 克	
硒	11.08 微克	

同类食物中较低		
碳水化合物	1.7 克	
胆固醇	99 毫克	
维生素 B$_2$	0.2 毫克	
维生素 A	53 微克	
维生素 E	0.99 毫克	
磷	136 毫克	
锌	0.82 毫克	
钙	30 毫克	

对并发症益处

　　鸽肉中含有的维生素 A、B 族维生素和维生素 E，对眼睛、周围神经和心血管有保护作用。鸽骨内含有丰富的软骨素，可提高皮肤细胞活力，增强皮肤弹性，改善血液循环。

这样吃，降糖最有效

　　糖尿病患者可以常吃炖鸽肉，炖时可加点黄芪和枸杞子，对消瘦型糖尿病患者大有裨益。

推荐食谱

1 冬虫夏草煲鸽子汤 总热量 455 千卡

材料：冬虫夏草 3 克，沙参、白芷、党参各 5 克，鸽子一只，红枣 5 枚，料酒、盐各适量。

做法：鸽子斩件，用开水汆 3 分钟。所有材料放入砂锅中，加入适量清水和料酒，大火煮沸转小火煲 2 小时，加盐调味即可。

2 鸽子瘦肉汤 总热量 617 千卡

材料：鸽子 1 只，猪瘦肉 150 克，桂皮 5 克，姜、盐各适量。

做法：鸽子斩件，用开水汆 3 分钟；猪瘦肉切块；姜切片；桂皮洗净。将上述材料放入砂锅中，加入适量清水，大火煮沸转小火煲 2 小时，加盐调味即可。

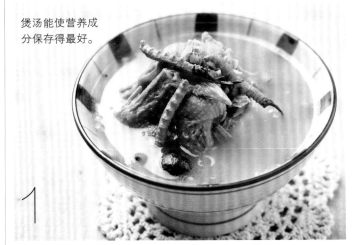

煲汤能使营养成分保存得最好。

1

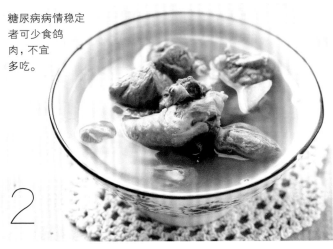

糖尿病病情稳定者可少食鸽肉，不宜多吃。

2

鸡蛋 热量：143 千卡

算一算：建议每天吃 50 克，1 只中等大小的鸡蛋（带壳）重约为 60 克。

　　鸡蛋中含有较多维生素 B_2，可以防治由高血糖引起的周围神经病变和眼部病变。鸡蛋蛋白质的消化率比起牛奶、猪肉、牛肉和大米也是最高的。鸡蛋性平、味甘，具有养心安神、补血、滋阴润燥之功效。

营养成分 Ingredient	含量 Content	同类比重 Proportion
营养成分		
同类食物中较高		
蛋白质	12.2 克	
脂肪	10 克	
胆固醇	21 毫克	
硒	14.34 微克	
同类食物中一般		
维生素 B_2	0.11 毫克	
钙	44 毫克	
同类食物中较低		
钾	154 毫克	
维生素 A	194 微克	
镁	10 毫克	
磷	130 毫克	
铁	2 毫克	
锌	1.1 毫克	

对并发症益处

　　鸡蛋中的维生素 B_2 具有分解脂肪，维持脂类正常代谢的作用，可以预防动脉硬化和肥胖症，防治心血管疾病。鸡蛋中虽含有较多的胆固醇，但同时也含有丰富的卵磷脂。卵磷脂进入血液后，会使胆固醇和脂肪的颗粒变小，并使之保持悬浮状态，从而阻止胆固醇和脂肪在血管壁的沉积。

这样吃，降糖最有效

　　由于蛋黄胆固醇含量很高，糖尿病患者可以只吃蛋清而不吃蛋黄。

推荐食谱

1 鸡蛋羹 总热量 72 千卡

材料：鸡蛋 1 个，盐、蚝油、香油、葱花各适量。
做法：鸡蛋磕入碗中，用打蛋器调散，加入盐、温水、蚝油调匀。将蛋液放入开水锅隔水蒸熟，加香油、葱花即可。

2 芦笋煎鸡蛋 总热量 91 千卡

材料：鸡蛋 1 个，芦笋 6 根，盐、白胡椒、植物油各适量。
做法：小火将鸡蛋煎熟，盛入盘中。将芦笋段在沸水中焯半分钟，捞出沥干后整齐地摆在煎蛋旁边。蛋上撒盐和白胡椒粉即成。

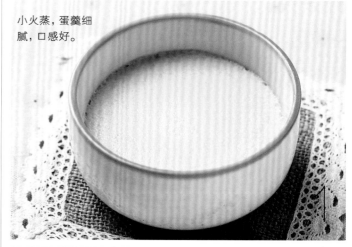

小火蒸，蛋羹细腻，口感好。

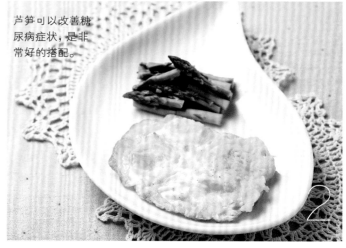

芦笋可以改善糖尿病症状，是非常好的搭配。

鹌鹑蛋 热量：160 千卡

算一算：建议每天吃 40 克，1 个中等大小的鹌鹑蛋（带壳）重约为 12 克。

　　鹌鹑蛋中的 B 族维生素可辅助治疗糖尿病引起的水肿及胃肠病痛，还可辅助人体三大能量的代谢，帮助肥胖的人控制体重。

营养成分 Ingredient	含量 Content	同类比重 Proportion
营养成分		
同类食物中较高		
蛋白质	12.8 克	
胆固醇	515 毫克	
维生素 A	337 微克	
维生素 E	3.08 毫克	
维生素 B₂	0.49 毫克	
硒	25.48 微克	
同类食物中一般		
铁	3.2 毫克	
钙	47 毫克	
脂肪	11.1 克	
同类食物中较低		
锌	1.61 毫克	
钾	138 毫克	
维生素 B₁	0.11 毫克	

对并发症益处

　　鹌鹑蛋中的卵磷脂含量比鸡蛋高 3~4 倍。卵磷脂可抑制血小板的凝聚，阻止血栓形成，保护血管壁，还可以将多余胆固醇和中性脂肪排出体外，防止动脉硬化。

这样吃，降糖最有效

　　鹌鹑蛋与银耳同食，可阻止血液中胆固醇沉积和凝结。

推荐食谱

1 鹌鹑蛋竹荪汤 总热量 238 千卡

材料： 鹌鹑蛋 100 克，竹荪 50 克，香油、料酒、盐、香菜各适量。

做法： 竹荪泡开，切片；香菜切段。锅内热水，将鹌鹑蛋逐个磕入锅内，煮熟后放入竹荪片烧开。加入料酒、盐、香菜、香油即成。

2 什锦鹌鹑蛋 总热量 334 千卡

材料： 鹌鹑蛋 7 个，黄花菜、水发木耳、北豆腐各 15 克，火腿、油菜末各 10 克，香油、盐、料酒、水淀粉各适量。

做法： 将 1 个鹌鹑蛋磕开，把蛋清蛋黄分别放碗内，其余 6 个煮熟去壳。黄花菜、木耳、豆腐剁碎，加盐、香油、蛋清、水淀粉调匀成馅。将每个熟鹌鹑蛋竖着切开，挖掉蛋黄，填入馅料，再用生蛋黄抹一下，将火腿末和油菜末撒在两边，上笼蒸 10 分钟取出装盘。炒锅上火，放入鲜汤，加盐、料酒，煮沸后浇在蛋上即成。

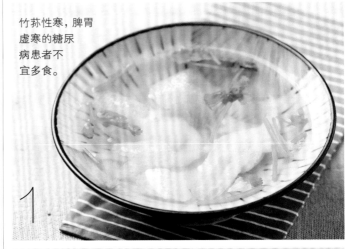

竹荪性寒，脾胃虚寒的糖尿病患者不宜多食。

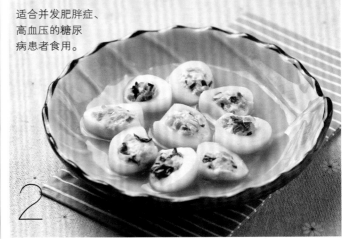

适合并发肥胖症、高血压的糖尿病患者食用。

忌 慎

香肠

脂肪含量很高，碳水化合物含量也较高，食用后不利于糖尿病病情的控制。香肠中含有的对健康毫无益处的色素，以及添加的防腐剂，都会给原本就患病的身体造成更多的伤害。香肠不宜贮存过久，否则易发霉。霉变的香肠则容易被毒力较强的肉毒杆菌污染，引起食物中毒。

热量高，添加剂较多。 每 100 克香肠中含热量 508 千卡，建议不食用或用 100 克鸡肉代替。

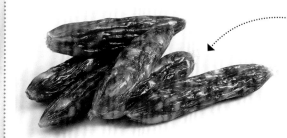

香肠含脂肪高且有防腐剂，糖尿病患者不宜食用。

炸鸡

属于高热量食物，糖尿病患者食用，不但不利于控制血糖，反而容易使身体发胖。炸鸡中含有大量油脂，且在油炸过程中，鸡肉中的维生素遭到破坏，对糖尿病患者有害无益。油炸食品通常热量较高，炸鸡为了保持鸡肉软嫩裹了一层面粉炸制，热量更高。

油脂含量高，不利血糖控制。 每 100 克炸鸡中含热量 279 千卡，建议不食用或用 100 克乌鸡炖汤代替。

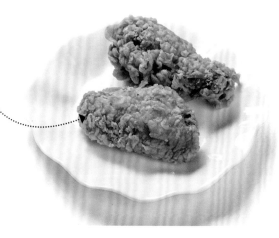

炸鸡含有大量油脂，热量过高，不利于控制血糖。

鹅肝

虽富含维生素 A，对眼部疾病有很好的食疗功效，但其胆固醇含量极高，多食易引发动脉血管粥样硬化和冠心病等糖尿病并发症。鹅肝中富含磷和钾等矿物质，有补血功效，但对于已有糖尿病肾脏并发症导致的钾、磷代谢障碍者，食用后会加重病情。

胆固醇高，易加重糖尿病肾脏并发症。 每 100 克鹅肝中含热量 129 千卡，建议不食用或用 60 克鸭肉代替。

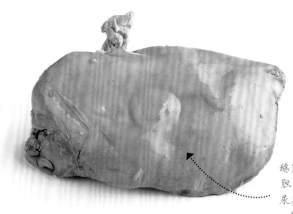

鹅肝含有较高胆固醇，对糖尿病并发肾病患者不利。

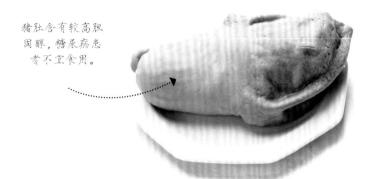

猪肚含有较高胆固醇，糖尿病患者不宜食用。

猪肚

是猪的胃，含胆固醇较高，糖尿病患者血糖控制不好时很容易诱发血脂异常，食用猪肚后会使血液中胆固醇含量升高，加重脂质代谢紊乱，从而增加发生高血压、动脉血管粥样硬化等心血管疾病的危险。同时猪肚具有治虚劳羸弱、泄泻、下痢、消渴、小便频数、小儿疳积的功效。

胆固醇含量高。每 100 克猪肚中含热量 110 千卡，建议不食用或用 60 克鹌鹑代替。

猪蹄

富含胶原蛋白，是很好的延缓衰老的美容食品。但因其热量和脂肪含量都偏高，因此糖尿病患者还是少吃为宜。由于猪蹄中的胆固醇含量较高，因此有胃肠消化功能较弱的老人一次不能过量食用；而患有肝胆病、胆囊炎、胆结石、动脉硬化和高血压病的人应当少吃或不吃。

热量和脂肪含量都偏高。每 100 克猪蹄中含热量 260 千卡，建议不食用或用 80 克牛肉代替。

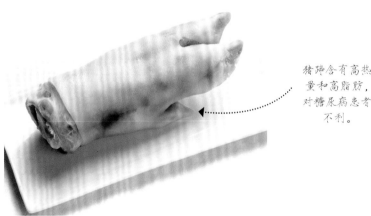

猪蹄含有高热量和高脂肪，对糖尿病患者不利。

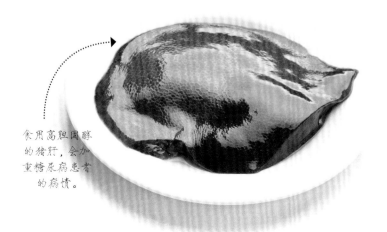

食用高胆固醇的猪肝，会加重糖尿病患者的病情。

猪肝

糖尿病患者往往同时伴有脂质代谢紊乱，与糖代谢紊乱可相互影响，因此要以低脂饮食为主。猪肝中含有较高的胆固醇，食后会使血液中胆固醇含量升高，加重脂质代谢紊乱。猪肝中还含有丰富的磷和钾，这对于已经并发肾病的糖尿病患者无疑会加重病情，故应忌食。

加重脂质代谢紊乱。每 100 克猪肝中含热量 260 千卡，建议不食用或用 80 克兔肉代替。

忌 慎

鸡心

色紫红，形呈锥形，质韧，外表附有油脂和筋络。鸡心含有对人体有益的镁、磷等矿物质，有养心、补虚之功效。但鸡心中胆固醇和脂肪含量偏高，过量摄入会加重糖尿病患者的脂类代谢紊乱，促进脂肪转化为血糖，从而使血糖升高，所以糖尿病患者应少吃鸡心。

胆固醇和脂肪含量偏高。 每 100 克鸡心中含热量 172 千卡，建议不食用或用 60 克鹌鹑代替。

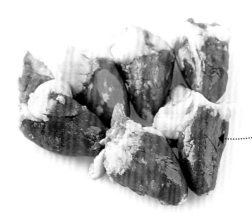

鸡心胆固醇含量较高，脂肪易转化为血糖，忌食。

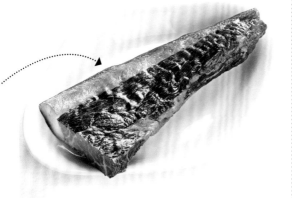

腊肉高脂肪、高盐，对糖尿病患者极为不利。

腊肉

脂肪含量很高，并且以饱和脂肪为主，对糖尿病患者的心血管极为不利。腊肉又是高盐食品，糖尿病患者食用后会增加肾脏负担。长时间保存的腊肉上会寄生一种肉毒杆菌，它的芽苞对高温高压和强酸的耐力很强，极易通过胃肠黏膜进入人体，仅数小时或一两天就会引起中毒。

高盐、高脂肪。 每 100 克腊肉中含热量 498 千卡，建议不食用或用 80 克牛肉代替。

松花蛋

胆固醇含量很高，糖尿病患者食用后会使血中胆固醇含量升高，加重脂质代谢紊乱，容易诱发高血压、冠心病等并发症。松花蛋含磷量也较高，这会加重糖尿病患者的肾脏负担，故应忌食。松花蛋中含有重金属铅，被吸收后，会存留在肝、肺、肾、脑等组织及红细胞中。

高胆固醇，含重金属。 每 100 克松花蛋中含热量 178 千卡，建议不食用或用 50 克鸡蛋代替。

松花蛋除含有胆固醇外，还含有磷，会加重肾脏负担。

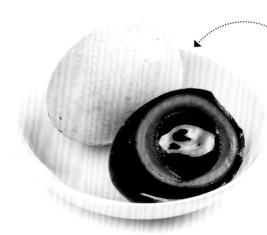

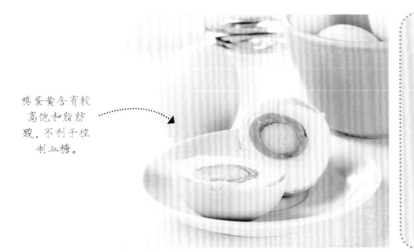

鸭蛋黄含有较高饱和脂肪酸，不利于控制血糖。

鸭蛋黄

鸭蛋是鸭子生的卵，比鸡蛋个大，皮厚，但因为鸭子是以水生动物和植物为主要食物来源，所以鸭蛋有腥味，新鲜食用时不如鸡蛋可口，鸭蛋黄富含蛋白质、维生素及多种无机盐，有补肾养血、滋阴润燥之功效，但因其饱和脂肪酸含量高，多吃不利于糖尿病病情控制。

高饱和脂肪酸，高胆固醇。每 100 克鸭蛋黄含热量 378 千卡，建议不食用或用 100 克鸽肉代替。

鸡蛋黄

鸡蛋中含有的营养素对人而言，仅次于母乳。一个鸡蛋所含的热量，相当于半个苹果或半杯牛奶的热量。糖尿病患者血糖控制不佳时往往伴有脂质代谢紊乱。鸡蛋黄中的脂肪和胆固醇含量都很高，糖尿病患者食用后，血中甘油三酯和胆固醇含量会升高，加重了糖尿病患者的脂质代谢紊乱。

高胆固醇。每 100 克鸡蛋黄中含热量 328 千卡，建议不食用或用 100 克鸡肉代替。

鸡蛋黄脂肪、胆固醇、热量均高，应忌食。

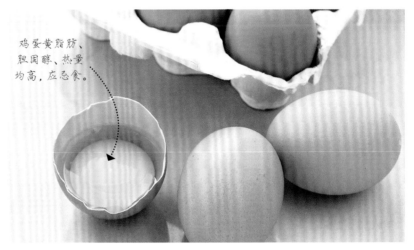

等值肉蛋类交换表 每份肉蛋类提供蛋白质 9 克，脂肪 6 克，热能 90 千卡。

食品	重量（克）	食品	重量（克）
熟火腿、香肠	20	鸡蛋（1 大个带壳）	60
半肥半瘦猪肉	25	鸭蛋、松花蛋（1 大个带壳）	60
熟叉烧肉（无糖）、午餐肉	35	鹌鹑蛋（6 个带壳）	60
瘦猪、牛、羊肉	50	鸡蛋清	150
带骨排骨	50	鸭肉	50
鹅肉	50	兔肉	100
熟酱牛肉、熟酱鸭	35	鸡蛋粉	15

热量较高的食物要精算少吃 ▶▶▶

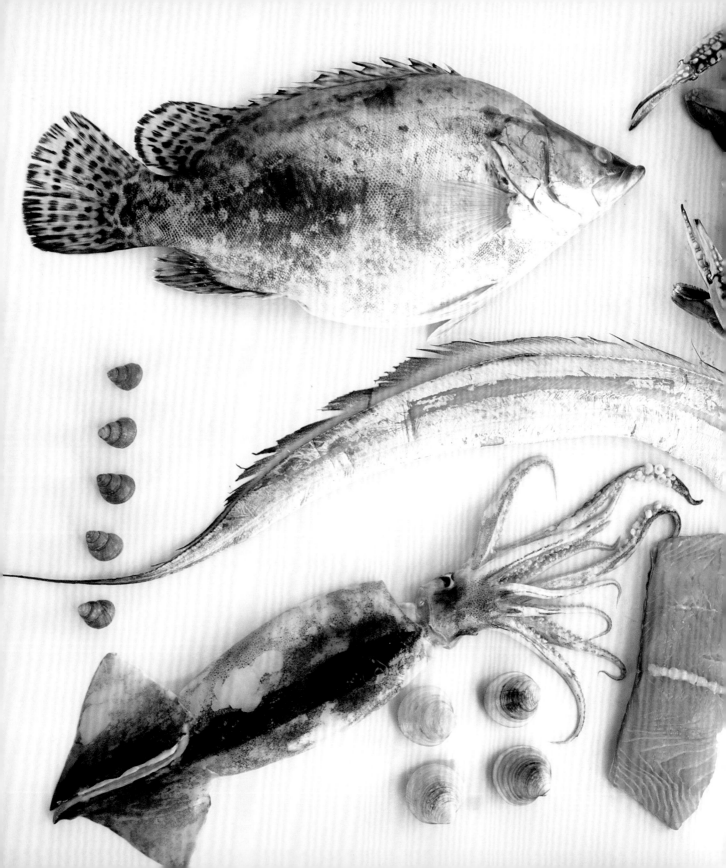

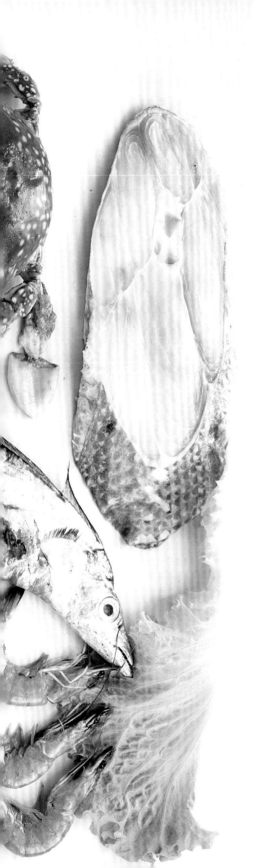

第五章
算水产和藻类

　　海洋、江河、湖泊里出产的动物或藻类等都可以叫作水产，鱼虾类和藻类食品是人类十分重要的食物来源，也是我们餐桌上不可缺少的美味佳肴。鱼肉富含优质蛋白质，容易被人体吸收利用，藻类也是我们重要的食品和药物来源，有目标地挑选食用水产品对糖尿病患者有着重要的意义。

向大夫说，鱼肉富含不饱和脂肪酸，是动物性食物首选

水产品是肉类的首选

　　鱼虾类的营养价值与其他肉类相比更胜一筹，这要归功于鱼虾类所含脂肪。首先，鱼虾类脂肪含量低于其他肉类，大多在 5% 以下，如带鱼脂肪含量为 4.9%，小黄花鱼为 3.0%，草鱼为 5.2%，鲤鱼为 4.1%。它们都是典型的高蛋白低脂肪食物。而畜肉类脂肪含量多在 10% 左右。有些较肥的肉品，脂肪多得惊人，如肥瘦猪肉脂肪含量 37%，猪小排脂肪含量 23.1%。

　　其次，鱼虾类脂肪以不饱和脂肪酸为主，含饱和脂肪酸较肉类要少很多。大部分肉类脂肪以饱和脂肪酸为主，占 40%~60%，而鱼类脂肪中饱和脂肪酸仅占 20%~30%。研究表明，膳食中的饱和脂肪酸摄入量明显影响血脂水平，饱和脂肪酸摄入量越多，则高胆固醇发生率越高。而高胆固醇是造成动脉粥样硬化的重要因素。

　　为预防心脑血管疾病，世界卫生组织（WHO）建议膳食中饱和脂肪酸提供的能量应低于膳食总能量的 10%。还有研究发现，饱和脂肪酸摄入量高还可能与乳腺癌、结肠癌、直肠癌、前列腺癌等常见癌症发生有关。

　　最后是鱼虾类，尤其是海鱼还含有两种特殊的多不饱和脂肪酸——DHA（二十二碳六烯酸）和 EPA（二十碳五烯酸）。DHA 和 EPA 属于 ω 3 型多不饱和脂肪酸，有助于预防血脂异常和冠心病。很多研究发现，常吃鱼可以降低心脑血管疾病的发病率。DHA 和 EPA 还促进生命早期（胎儿、婴幼儿、学龄前儿童）神经系统发育和智力发育。

　　正因为鱼虾类具有上述明显的优越性，所以建议动物性食物首选鱼虾类。

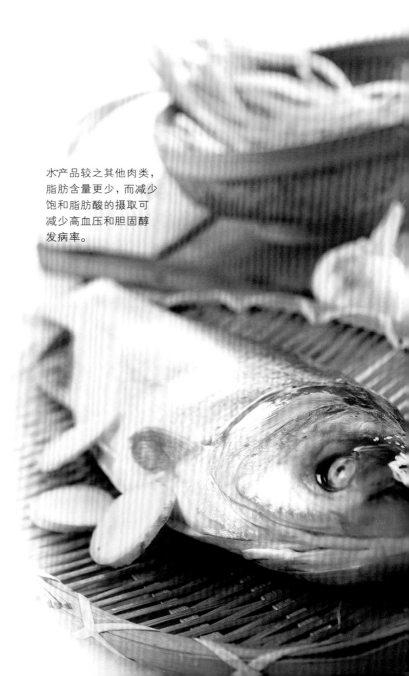

水产品较之其他肉类，脂肪含量更少，而减少饱和脂肪酸的摄取可减少高血压和胆固醇发病率。

合理烹调保营养

水产鲜活最健康

　　鱼虾类的保存最好是鲜活保存，即直接在干净水中养活，并在活的状态下杀死，立即烹食最为理想，这样既卫生又可达到色鲜、味美、肉质细嫩、营养丰富、易于人体吸收。鱼虾死后，应尽快食用或处理。因为鱼体表面、鳃和内脏藏菌很多，并且极易腐烂，鱼一旦死后，体内组织酶活动较强，鱼组织中水分很适合于酶的活动，细菌繁殖会大大增加，就会出现头痛、头晕、恶心、呕吐、腹泻等症状。

慎食烧烤

　　烧烤肉类是最不健康的吃法之一，不但会破坏肉品中的营养物质，还会产生大量成分复杂的有害物质，比如致癌物多环芳香烃、杂环胺等。

　　多环芳香烃是一大类最著名的化学致癌物，一共包括400多种具有致癌作用的化合物，其代表成分是苯并芘。苯并芘是高活性致癌剂，进入身体后转化为环氧化物后，具有明确的致癌作用，可引起实验动物包括消化道癌症（如肝癌、食管癌和胃癌等）在内的多种癌症。

食前处理要谨慎

　　海鱼：吃前一定要洗净，去净鳞、鳃及内脏，无鳞鱼可用刀刮去表皮上的污腻部分，因为这些部位往往是海鱼中污染成分的聚集地。

　　贝类：煮食前，应用清水将外壳洗擦干净，并养在清水中7~8小时，这样，贝类体内的泥、沙及其他脏东西就会吐出来。

　　虾蟹：清洗并挑去虾线等脏物，或用盐渍法，即用饱和盐水浸泡数小时后晾晒，食前用清水浸泡清洗后烹制。

　　干货：海鲜产品在干制的加工过程中容易产生一些致癌物，食用虾米、虾皮、鱼干前最好用水煮15~20分钟再捞出烹调食用，将汤倒掉不喝。

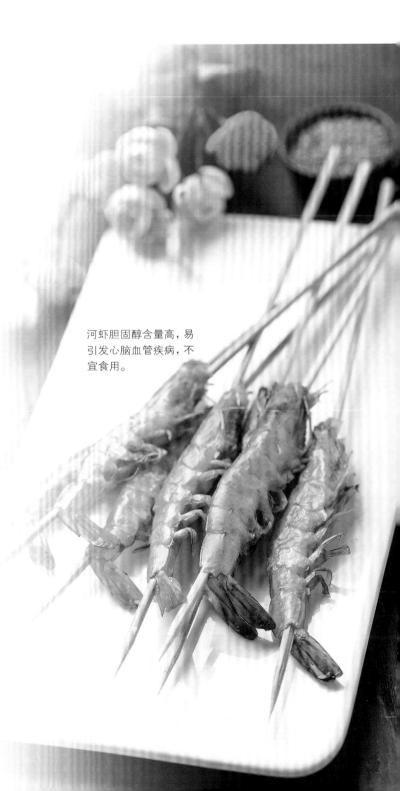

河虾胆固醇含量高，易引发心脑血管疾病，不宜食用。

带鱼 热量：127 千卡

算一算： 建议每天吃 80 克，1 条中等大小的带鱼体重约为 250 克。

带鱼的脂肪多为不饱和脂肪酸，具有降低胆固醇的作用，对糖尿病患者有益。带鱼性温、味甘，具有暖胃、泽肤、补气、养血、健美以及强心补肾、舒筋活血、消炎化痰、清脑止泻、消除疲劳、提精养神之功效。

营养成分 Ingredient	含量 Content	同类比重 Proportion
营养成分		
同类食物中较高		
无		
同类食物中一般		
蛋白质	17.7 克	
脂肪	4.9 克	
不饱和脂肪酸	1.7 克	
镁	43 毫克	
硒	36.57 微克	
钾	280 毫克	
磷	191 毫克	
同类食物中较低		
碳水化合物	3.1 克	
胆固醇	76 毫克	
锌	0.7 毫克	
维生素 B_1	0.02 毫克	
维生素 B_2	0.06 毫克	

对并发症益处

带鱼含有丰富的镁，对心血管系统有很好的保护作用，有利于预防高血压等心血管疾病。糖尿病患者食用带鱼还可有效预防糖尿病并发脑血管疾病、血脂异常、心血管疾病的发生。

这样吃，降糖最有效

带鱼蒸熟后与苦瓜一同拌食，对糖尿病患者有降血糖和补虚、益气的功效。

推荐食谱

1 带鱼炒苦瓜　总热量 394 千卡

材料： 苦瓜 400 克，带鱼 250 克，洋葱、蒜、调味品各适量。
做法： 带鱼小火煎至两面金黄；苦瓜切片，洋葱切丁，蒜切碎；炒香蒜粒、洋葱，倒入带鱼、苦瓜轻轻翻炒，加入调味品即可。

2 香煎带鱼　总热量 318 千卡

材料： 带鱼 1 条，姜、植物油、酱油、盐各适量。
做法： 带鱼处理干净后切段，姜切丝。热锅下油，放进带鱼和姜丝。带鱼煎至两面金黄。加入盐、酱油煎熟即可出锅。

加入苦瓜，有降血糖和补虚益气的功效。

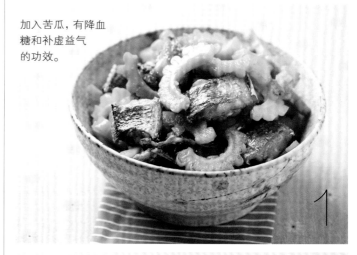

不宜多食，煎制时应少放油。

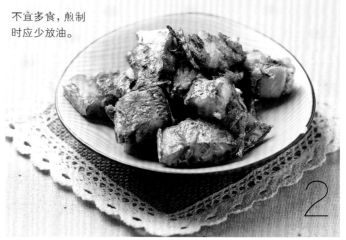

鲫鱼 热量：108 千卡

算一算：建议每天吃 80 克，1 条中等大小的鲫鱼体重约为 200 克。

鲫鱼所含蛋白质齐全而且优质，容易被消化吸收，是糖尿病、肝肾疾病、心脑血管疾病患者的良好蛋白质来源。鲫鱼中的钙、镁、锌、硒等矿物质能够促进胰岛素正常分泌，提高血清中胰岛素的水平，促进糖分解代谢，降低血糖和尿糖。

营养成分 Ingredient	含量 Content	同类比重 Proportion

营养成分

同类食物中较高

无	

同类食物中一般

蛋白质	17.1 克
维生素 B$_1$	0.04 毫克
钾	290 毫克
镁	41 毫克

同类食物中较低

脂肪	2.7 克
碳水化合物	3.8 克
胆固醇	130 毫克
维生素 A	17 微克
维生素 B$_2$	0.09 毫克
维生素 E	0.68 毫克
锌	1.94 毫克
硒	14.31 微克

对并发症益处

鲫鱼有健脾利湿、和中开胃、活血通络、温中下气的功效，对脾胃虚弱的糖尿病患者有很好的滋补食疗作用。鲫鱼有调补的功效，可以调补老年糖尿病患者虚弱的体质，还有增强抗病能力的作用。

这样吃，降糖最有效

鲫鱼清蒸或煮汤营养效果最佳，若经煎炸，食疗功效会大打折扣。鲫鱼鱼子中胆固醇含量较高，糖尿病患者应该尽量不吃。

推荐食谱

1 鲫鱼豆腐汤　总热量 337 千卡

材料： 鲫鱼 1 条，豆腐 200 克，料酒、葱花、姜片、水淀粉各适量。

做法： 坐锅热油，爆香姜片，将鱼两面煎黄后加适量水煮 25 分钟，再投入豆腐片，加料酒、盐调味后以水淀粉勾薄芡并撒上葱花。

2 鲫鱼通草汤　总热量 350 千卡

材料： 鲫鱼 2 条，通草 3 克，姜片适量。

做法： 鲫鱼清洗干净；煎好后放入慢炖锅，放入姜片，倒入一壶开水，放入通草炖煮 3 小时即可。

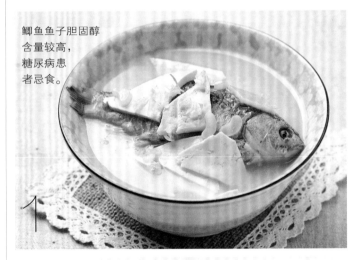

鲫鱼鱼子胆固醇含量较高，糖尿病患者忌食。

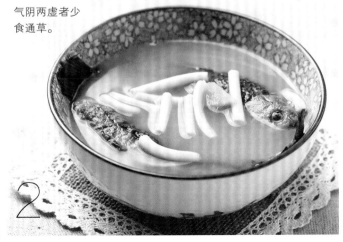

气阴两虚者少食通草。

鲤鱼 热量：109 千卡

算一算： 建议每天吃 80 克，1 条中等大小的鲤鱼体重约为 1000 克。

　　鲤鱼含有丰富的镁，有利于降糖，保护心血管。糖尿病患者常食鲤鱼，可有效预防糖尿病性脑血管病、血脂异常、心血管疾病的发生。鲤鱼有补脾健胃、利水消肿、清热解毒、止嗽下气的功效。

营养成分 Ingredient	含量 Content	同类比重 Proportion

营养成分

同类食物中较高		
无		

同类食物中一般		
蛋白质		17.6 克
脂肪		4.1 克
镁		33 毫克

钾	334 毫克
同类食物中较低	
碳水化合物	0.5 克
胆固醇	84 毫克
维生素 A	25 微克
维生素 B_1	0.03 毫克
维生素 B_2	0.09 毫克
钙	50 毫克
硒	15.38 微克
锌	2.08 毫克

对并发症益处

　　鲤鱼的脂肪大部分是由不饱和脂肪酸组成，脂肪呈液态。这种不饱和脂肪酸，具有良好的降低胆固醇的作用，如能长期食用，不仅能增加多种营养，维护健康，还能防治冠心病。

这样吃，降糖最有效

　　鲤鱼和豆腐一起入锅炖汤，可用于糖尿病伴发心烦失眠、虚火上炎者，有交通心肾、滋阴安神的功效。

推荐食谱

1 山药炖鲤鱼 总热量 766 千卡

材料： 鲤鱼 300 克，山药 200 克，葱、姜、植物油、盐、料酒各适量。

做法： 山药切片；鲤鱼处理干净煎至皮色略黄。锅内加入山药、料酒、姜片、盐、水，中火煮至山药烂熟，放葱花略煮即可。

2 冬瓜鲤鱼汤 总热量 764 千卡

材料： 鲤鱼 500 克，冬瓜 1000 克，调味品各适量。

做法： 冬瓜去皮切片；鲤鱼下油锅煎至金黄色，注入适量清水，加入冬瓜、调味品同煮至鱼熟瓜烂，拣去葱、姜，用胡椒粉调味即成。

鲤鱼忌和咸菜同食，以免引起消化道病变。

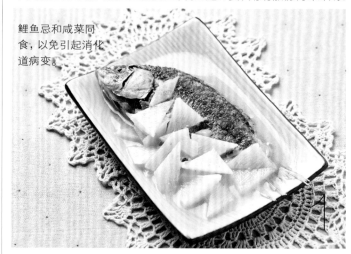

加入冬瓜，对"三高患者"及肥胖者有益。

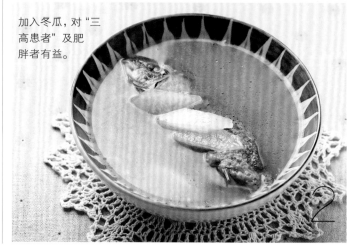

鳕鱼 热量：88 千卡

算一算：建议每天吃 80 克，80 克鳕鱼肉大约有一副扑克牌那么大。

　　鳕鱼肉味甘美，营养丰富。鳕鱼肉中蛋白质比三文鱼、鲳鱼、鲥鱼、带鱼都高，而肉中所含脂肪却非常低。鳕鱼富含 EPA 和 DHA[①]，能够降低糖尿病患者血液中胆固醇、甘油三酯和低浓度脂蛋白的含量，从而降低糖尿病并发心脑血管疾病的概率。

营养成分 Ingredient	含量 Content	同类比重 Proportion

营养成分

同类食物中较高

无

同类食物中一般

蛋白质		20.4 克
镁		84 毫克
钾		321 毫克

维生素 B_1		0.04 毫克
维生素 B_2		0.13 毫克

同类食物中较低

脂肪		0.5 克
碳水化合物		0.5 克
胆固醇		114 毫克
铁		0.5 毫克
锌		0.86 毫克
硒		24.8 微克
钙		42 毫克

对并发症益处

　　鳕鱼富含的多烯脂肪酸具有防治心血管病的功效，而且还能抗炎、抗癌、增强免疫，对大脑发育、智力和记忆力的增长都有促进作用。鳕鱼中含有丰富的镁元素，对心血管系统有很好的保护作用，同时可防止游离钙沉积在血管壁上，有利于预防高血压、心肌梗死等心血管疾病。

这样吃，降糖最有效

　　鳕鱼去内脏，常法蒸熟或煮汤皆可。

注①：EPA（二十碳五烯酸）和 DHA（二十二碳六烯酸）是两种人体必需的不饱和脂肪酸，具有重要的生理功能，能够降血脂、抗血栓、改善大脑功能。

推荐食谱

1 西芹鳕鱼　总热量 181 千卡

材料： 西芹、鳕鱼各 150 克，蟹棒 50 克，调味品各适量。

做法： 鳕鱼洗净，加盐腌渍片刻；西芹切段；红辣椒切片；葱姜切末；蟹棒切片。爆香葱姜末，放入材料，加入料酒、盐炒熟即可。

2 西蓝花豆酥鳕鱼　总热量 330 千卡

材料： 鳕鱼 300 克，西蓝花 200 克，调味品各适量。

做法： 鳕鱼腌一下，上笼蒸熟。葱、姜、豆豉炒香，用盐、胡椒粉调味，浇到加工好的鳕鱼上。西蓝花焯熟，码在鳕鱼周围即成。

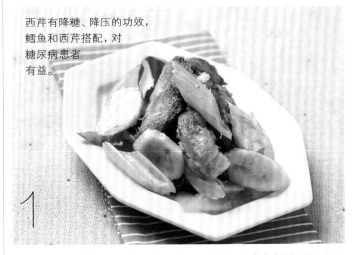

西芹有降糖、降压的功效，鳕鱼和西芹搭配，对糖尿病患者有益。

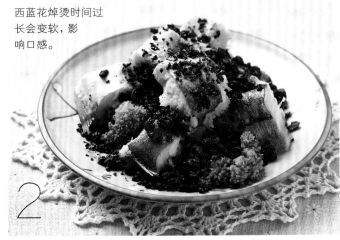

西蓝花焯烫时间过长会变软，影响口感。

牡蛎 热量：73 千卡

算一算：建议每天吃两三个，1 个中等大小的牡蛎（带壳）重约为 15 克。

　　牡蛎别名又叫生蚝，是所有食物中含锌最丰富的食物，锌跟胰岛素联结成复合物，可以调节和延长胰岛素的降血糖作用。牡蛎中含锌量很高，食用后可增加胰岛素的敏感性，辅助治疗糖尿病。

营养成分 Ingredient	含量 Content	同类比重 Proportion

营养成分

同类食物中较高

碳水化合物	8.2 克
铁	7.1 毫克
锌	9.39 毫克
硒	86.64 微克

同类食物中一般

维生素 B_1	0.04 毫克
维生素 B_2	0.13 毫克

同类食物中较低

蛋白质	5.3 克
脂肪	2.1 克
胆固醇	100 毫克
钙	39 毫克
镁	10 毫克

对并发症益处

　　牡蛎所含的蛋白质中有多种优良的氨基酸，这些氨基酸有解毒作用，可以除去体内的有毒物质，其中的氨基乙磺酸又有降低血中胆固醇浓度的作用，因此可预防动脉硬化等糖尿病血管并发症。

这样吃，降糖最有效

　　牡蛎与珍珠母、大米一起煮粥，作为早餐食用，有平肝潜阳的功效，适合糖尿病并发脑血栓属肝阳上亢者食用。

推荐食谱

1 丝瓜牡蛎汤 总热量 200 千卡

材料：丝瓜片 450 克，牡蛎肉 150 克，调味品各适量。

做法：牡蛎肉焯 5 分钟。油烧到六成热，下牡蛎片煸炒，烹入料酒，加清汤煮开。下丝瓜片、葱花、姜末煮沸，加盐调味即成。

2 牡蛎豆腐汤 总热量 308 千卡

材料：鲜牡蛎、北豆腐各 200 克，盐、葱丝、植物油各适量。

做法：将牡蛎肉切片；北豆腐切丁。植物油烧热，蒜片煸香，加水烧开。加入豆腐丁、盐烧开，加入牡蛎肉、葱丝，稍煮即成。

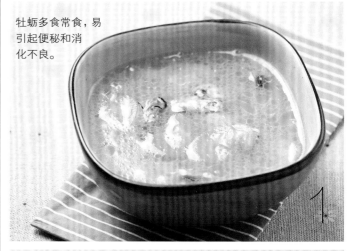

牡蛎多食常食，易引起便秘和消化不良。

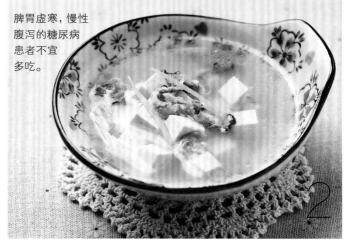

脾胃虚寒，慢性腹泻的糖尿病患者不宜多吃。

三文鱼 热量：139 千卡

算一算： 建议每天吃 50 克，80 克新鲜三文鱼肉大约有一副扑克牌那么大。

三文鱼是所有鱼类中含 $\omega-3$ 不饱和脂肪酸最多的一种，能改善人体的胰岛功能，减少患 2 型糖尿病的可能性，尤其适合肥胖人群。

营养成分 Ingredient	含量 Content	同类比重 Proportion

营养成分

同类食物中较高

钾	688 毫克
维生素 A	63 微克
维生素 B₁	0.11 毫克

蛋白质	18.6 克
维生素 B₂	0.14 毫克
镁	36 毫克

同类食物中较低

脂肪	2.6 克
碳水化合物	0.2 克
胆固醇	102 毫克
钠	110 毫克
铁	0.4 毫克
硒	17.2 微克

同类食物中一般

对并发症益处

三文鱼脂肪中含的 $\omega-3$ 不饱和脂肪酸，对神经系统具有保护作用，有助于健脑。

这样吃，降糖最有效

三文鱼清蒸，既保存了营养，又没有过多热量，最适合糖尿病患者食用。

推荐食谱

1 番茄三文鱼 总热量 475 千卡

材料： 三文鱼块 300 克，番茄、洋葱各 100 克，调味品各适量。

做法： 三文鱼块两面均匀抹一点盐，腌 20 分钟；番茄切块，洋葱切粒。锅上刷一层薄植物油，把三文鱼块煎至两边金黄，盛出。用剩下的油把洋葱炒香，放入番茄，翻炒后倒入盐、蚝油、小半杯水调味，煮至黏稠后倒在三文鱼块上。

2 三文鱼饺子 总热量 1650 千卡

材料： 三文鱼 300 克，牛肉 150 克，荸荠 100 克，小麦面粉 250 克，韭黄 15 克，鸡蛋 2 个，各式调料适量。

做法： 三文鱼肉洗净切丁；荸荠、鲜牛肉、韭黄洗净切成细粒。在三文鱼中加入盐、胡椒粉、姜末、适量清水，搅上劲，再加入荸荠、牛肉、韭黄碎粒搅拌均匀。将面粉加适量盐水、鸡蛋混合揉成面团，做成饺子皮。用做好的三文鱼馅料包成饺子，以常法煮熟即可。

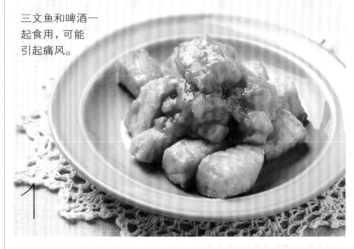

三文鱼和啤酒一起食用，可能引起痛风。

1

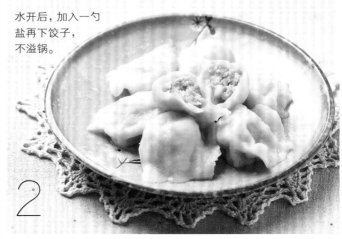

水开后，加入一勺盐再下饺子，不溢锅。

2

金枪鱼 热量：99 千卡

算一算：建议每天吃 50 克，50 克金枪鱼肉大约有一副扑克牌 2/3 那么大。

金枪鱼肉含有较多的 ω-3 脂肪酸，可改善胰岛功能，增强人体对糖的分解、利用能力，维持糖代谢的正常状态。金枪鱼的血中含有丰富的铁和维生素 B_{12}，易被人体吸收。经常食用，能预防缺铁性贫血。

营养成分 Ingredient	含量 Content	同类比重 Proportion

营养成分

同类食物中较高

烟酸	14.4 毫克	
硒	78 微克	

同类食物中一般

蛋白质	23.5 克	
钾	230 毫克	

维生素 B_2	0.12 毫克	
磷	200 毫克	

同类食物中较低

脂肪	0.6 克	
胆固醇	51 毫克	
维生素 B_1	0.025 毫克	
维生素 E	1.94 毫克	
钙	12 毫克	
锌	1.1 毫克	

对并发症益处

金枪鱼所含的牛磺酸可以抑制交感神经的兴奋，降低血压与血中胆固醇的含量，预防动脉硬化。

这样吃，降糖最有效

金枪鱼吃法很多，最适宜糖尿病患者的吃法是搭配蔬菜，热量低，营养丰富。

推荐食谱

1 洋葱金枪鱼 总热量277 千卡

材料：洋葱 1 个，金枪鱼罐头 50 克，植物油、豆苗、豆瓣酱、酱油各适量。

做法：洋葱切丝；豆苗冲洗。锅中热油，煸香洋葱。加入金枪鱼翻炒，均匀洒上酱油和豆瓣酱，加入洗好的豆苗，翻炒至熟即可。

2 金枪鱼烧荸荠粒 总热量 376 千卡

材料：金枪鱼罐头 1 盒，荸荠 15 个，胡萝卜半根，芹菜 1 根，鲜香菇 5 朵。

做法：荸荠、胡萝卜洗净削皮，芹菜去老筋，鲜香菇洗净，分别切成小丁。热锅倒油，油热后将胡萝卜和香菇入锅翻炒。放入荸荠、芹菜，倒入金枪鱼罐头中的汤汁，继续翻炒。出锅前放入金枪鱼肉翻炒均匀即可。

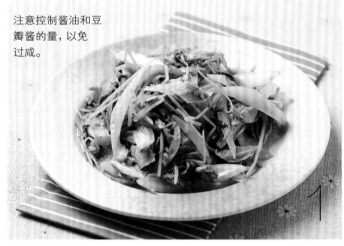

注意控制酱油和豆瓣酱的量，以免过咸。

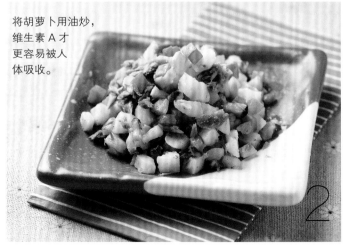

将胡萝卜用油炒，维生素 A 才更容易被人体吸收。

海带 热量：94 千卡

算一算：建议每天吃 30~50 克，50 克水发海带大约有半碟那么多。

　　海带是一种营养价值很高的蔬菜，同时具有一定的药用价值，含有丰富的碘等矿物质元素。海带热量低，蛋白质含量中等，含丰富矿物质。海带中的海带多糖能够改善糖尿病患者的糖耐量，明显降低血糖，且对胰岛细胞有保护作用，是一种适合糖尿病患者的保健食品。海带性寒、味苦，具有消痰软坚、祛脂降压、散结抗癌的功效。

营养成分 Ingredient	含量 Content	同类比重 Proportion
营养成分		
同类食物中较高		
碘	113.9 微克	
同类食物中一般		
维生素 E	1.85 毫克	
钾	246 毫克	
钙	46 毫克	
硒	9.54 微克	
同类食物中较低		
蛋白质	1.2 克	
脂肪	0.1 克	
碳水化合物	2.1 克	
维生素 B_1	0.02 毫克	
维生素 B_2	0.1 毫克	
膳食纤维（不溶性）	0.5 克	
镁	2.5 毫克	
铁	0.9 毫克	

对并发症益处

　　海带所含的海带氨酸，有降血压作用。海带富含牛磺酸、食物纤维藻酸，能有效调理肠胃，促进胆固醇的排泄，控制胆固醇的吸收。

这样吃，降糖最有效

　　海带可凉拌、煲汤，也可炒食。海带中含有有毒元素砷，可在烹调前用清水洗净，浸泡在水中 12~24 小时，在此期间勤换水，就可以放心食用了。

推荐食谱

1 排骨海带汤 总热量 873 千卡

材料：排骨 300 克，海带 50 克，盐、醋、葱、姜各适量。
做法：排骨斩块，海带切小块。葱、姜炒香，放入排骨煸炒 3 分钟，放入海带略炒，倒水，调入盐、醋，小火炖熟即可。

2 拌双丝 总热量 401 千卡

材料：土豆 500 克，海带 150 克，葱、蒜泥、盐、醋、生抽适量。
做法：土豆切丝，入热水中焯熟，取出过凉水，沥干；海带切丝，同样焯熟后，取出过凉水，沥干；以上原料及调味品拌均匀即可。

尤其适合女性糖尿病患者食用。

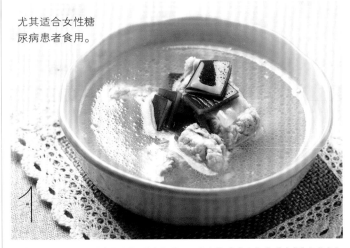

海带富含的岩藻多糖能延长胃排空时间，有益于治疗糖尿病。

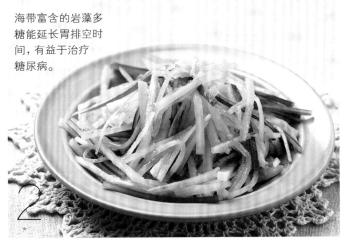

忌　慎

鱼子

鱼子是高热量、高脂肪食物，而且含胆固醇也较高，过多摄取会打乱体内胆固醇平衡。故高血压、高脂血症患者不宜吃鱼子。血压、血脂正常的人也要把鱼子煮熟煮透才能食用。鱼子虽然很小，但很难消化，烧煮也很难烧透，吃了后容易消化不良，造成拉肚子。

高热量、高脂肪。每 100 克鱼子中含热量 201 千卡，建议不食用或用 80 克带鱼代替。

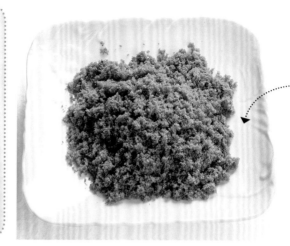

鱼子含高热量、高脂肪、高胆固醇，糖尿病患者禁食。

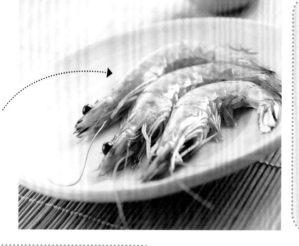

河虾胆固醇含量高，易引发心脑血管疾病，不宜食用。

河虾

河虾胆固醇含量较高，多食易导致动脉血管粥样硬化，引发心脑血管并发症。虾含有比较丰富的蛋白质和钙等营养物质。如果与含有鞣酸的水果，如葡萄、山楂等同食，会降低蛋白质的营养价值，而且鞣酸和钙离子结合形成不溶性结合物刺激肠胃，引起人体不适，出现呕吐、头晕、恶心和腹痛腹泻等症状。

胆固醇较高。每 100 克河虾中含热量 87 千卡，建议不食用或用 80 克鲫鱼代替。

鲍鱼

鲍鱼虽有滋阴、清热之功效，且所含的鲍鱼素有较强的抑癌作用，但钠含量极高，糖尿病患者多食易导致血压升高，引发心脑血管并发症。另外，由于鲍鱼肉难以消化，肠胃虚弱的糖尿病患者更不宜食之。糖尿病患者也可用鲍鱼作辅助治疗，但必须配药同炖才有疗效。

易导致血压高，不易消化。每 100 克鲍鱼中含热量 100 千卡，建议不食用或用 80 克鲤鱼代替。

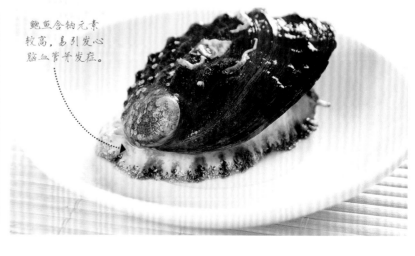

鲍鱼含钠元素较高，易引发心脑血管并发症。

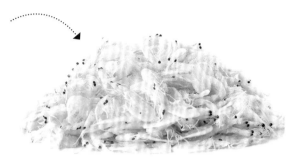

海米含胆固醇
较高，容易引发
心血管并发症。

海米

也称虾米或虾仁，为海产白虾、红虾、青虾加盐水焯后晒干，纳入袋中，扑打揉搓，风扬筛簸，去皮去杂而成，即经加盐蒸煮、干燥、晾晒、脱壳等工序制成的产品。海米胆固醇很高，食用过多会导致动脉血管粥样硬化，引发心血管并发症。因此糖尿病患者在食用海米时一定不要过量。

胆固醇较高，含盐量高。每 100 克海米中含热量 101 千卡，建议不食用或用 2 个牡蛎代替。

螃蟹

胆固醇含量很高，每 100 克蟹肉含胆固醇 235 毫克，每 100 克蟹黄含胆固醇 460 毫克，每人每天胆固醇的摄入量以不超过 300 毫克为宜。吃一只中等大小的大闸蟹，一天的胆固醇摄入量已超标。糖尿病患者及并发肾病患者，不宜多吃螃蟹。此外，患有高血压、心脏病、动脉粥样硬化的人也不宜多吃。

胆固醇高。每 100 克螃蟹中含热量 103 千卡，建议不食用或用 50 克三文鱼代替。

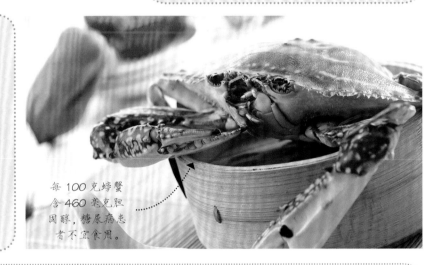

每 100 克螃蟹
含 460 毫克胆
固醇，糖尿病患
者不宜食用。

等值水产类交换表 每份水产类提供蛋白质 9 克，脂肪 6 克，热能 90 千卡。

食品	重量（克）	食品	重量（克）
带鱼	80	大黄鱼、鳝鱼、黑鲢、鲫鱼	100
草鱼、鲤鱼、甲鱼、比目鱼	80	虾、清虾、鲜贝	100
蟹肉、水浸鱿鱼	100	水浸海参	350

热量较高的食物要精算少吃 ▶▶▶

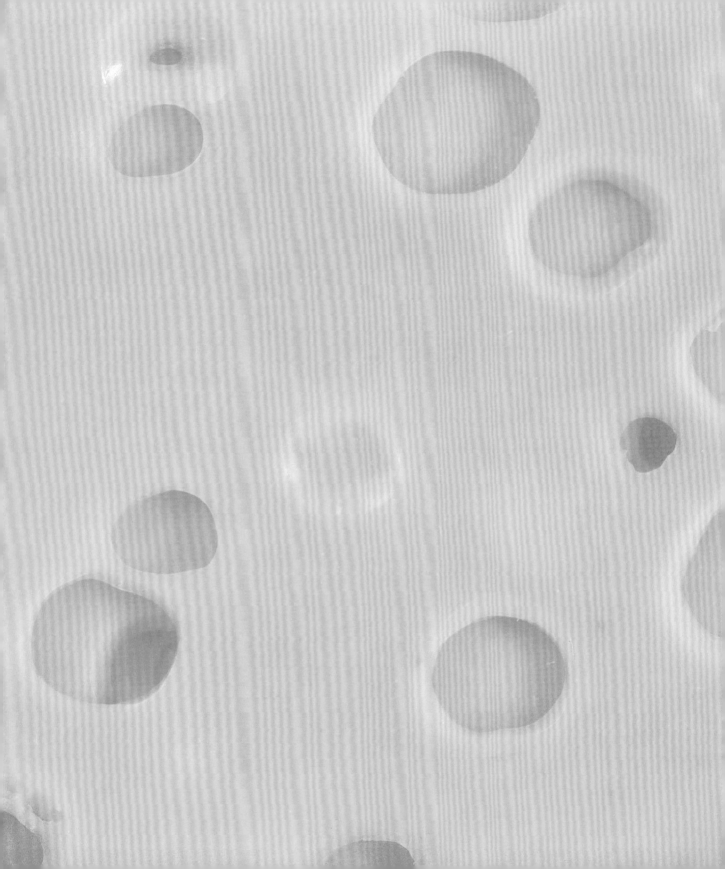

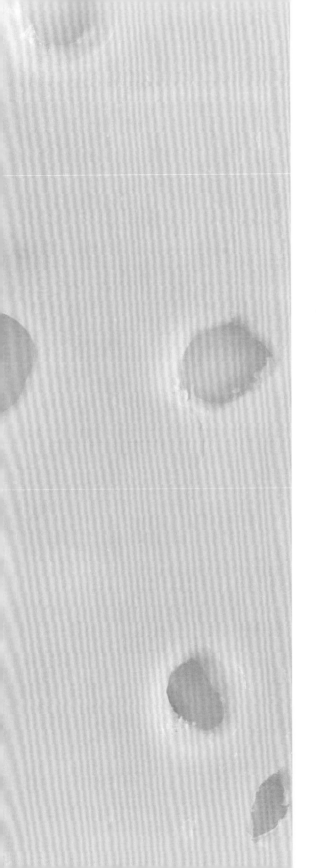

第六章
算奶类

　　牛奶在许多国家被视为"白色的血液"，奶制品中含有丰富的蛋白质和多种维生素、矿物质，与谷物、水果、蔬菜搭配，选择适量进食，可以为糖尿病人群提供均衡的营养，对健康非常有利。

向大夫说，牛奶是糖尿病患者的良好饮料

鲜奶营养全面

奶类主要包括牛奶、羊奶等。奶类营养丰富，含有人体所必需的营养成分，组成比例适宜，而且是轻易消化吸收的天然食品。它是婴幼儿主要食物，也是病人、老人、孕妇、乳母以及体弱者的良好营养品。奶类除不含纤维素外，几乎含有人体所需要的各种营养素，如蛋白质、脂肪、碳水化合物、维生素和无机盐等。

鲜奶饮用后不适可用酸奶代替

有些人喝奶后有肚胀、腹痛、肠鸣等不舒适的感觉，这是由于这些人体内消化乳糖的乳糖酶不足或一次喝奶太多引起的。

中国人大多体内乳糖酶不足以消化大量的鲜奶中的乳糖，因此喝奶要少量多次。假如乳糖酶太少也可选用酸奶，酸奶的营养价值一点也不比鲜奶差，只是加工过程中已经把鲜奶中的乳糖在体外替我们转化成乳酸了，同时还产生了对人体有益的乳酸菌，甚至比鲜奶的好处还要多。

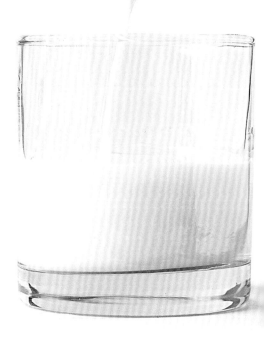

酸奶经加工，产生了对人体有益的乳酸菌，比鲜奶的营养成分更丰富。

合理饮用更健康

奶类营养丰富，但是加热消毒时煮的时间太久，会使某些营养素受到破坏，故牛奶不宜久煮。现在市售的鲜奶有两种不同的加工生产过程。一种是巴氏消毒奶，这种奶保存期比较短，一般保质期在 3 天左右。饮用这种鲜奶加热至沸即可；另外一种鲜奶是超高温灭菌奶，一般保质期都在 30 天以上。这种奶饮用时不用加热可打开包装就凉着喝，如不想喝凉奶，也可加热到比体温稍高一点的温度饮用。

关于奶的食用时间，也应注重。空腹时饮用牛奶，奶中的蛋白质等就会被变成热能消耗掉，很不经济。合理的食用方法是在喝奶前吃一点饼干和稀饭之类的食物，这样可充分发挥奶类的作用。

牛奶 热量：54 千卡

算一算：建议每天饮用 250 毫升，直径 7 厘米，高 10 厘米的杯子容量约为 250 毫升。

　　牛奶是低生糖指数食物，能缓解糖尿病患者血糖升高。牛奶中含有大量的钙，且钙、磷比例搭配较合理，容易被吸收，能促进胰岛素的分泌，缓解糖尿病病情。胃不好的人群，也可作为用餐时的辅助饮品，与粥类同煮，既健康又营养。

营养成分 Ingredient	含量 Content	同类比重 Proportion

营养成分

同类食物中较高

无

同类食物中一般

维生素 B₂		0.14 毫克
维生素 A		24 微克
蛋白质		3 克

磷		73 毫克
钙		104 毫克
钾		109 毫克

同类食物中较低

脂肪		3.2 克
碳水化合物		3.4 克
锌		0.42 毫克
镁		11 毫克
硒		1.94 微克
铁		0.3 毫克

对并发症益处

　　牛奶含较多的维生素 A 和维生素 B₂，维生素 A 可预防夜盲症的发生，维生素 B₂ 可改善糖尿病患者手足麻木的症状。牛奶中的钙、锌等矿物质，具有稳定情绪和降低血压的作用。优质蛋白质则能增强血管弹性、降低心肌张力，起到保护心脏功能的作用。

这样吃，降糖最有效

　　糖尿病患者应该适度喝低脂牛奶，以减少热量和脂肪的摄入。

推荐食谱

1 牛奶粥 总热量 343 千卡

材料： 鲜牛奶 250 毫升，大米 60 克。

做法： 先将大米淘洗干净，加适量水煮至半熟，加入牛奶，小火煮成粥即成。早晚温热服食。

2 牛奶燕麦木瓜粥 总热量 230 千卡

材料： 牛奶 250 毫升，燕麦片 25 克，木瓜 50 克。

做法： 将牛奶煮沸，加入泡软的燕麦片，小火将燕麦煮熟；木瓜去皮、子，切小块，放入煮好的牛奶燕麦粥中即可。

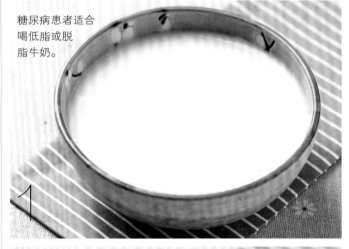

糖尿病患者适合喝低脂或脱脂牛奶。

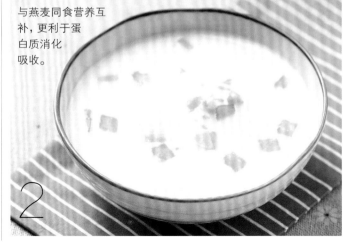

与燕麦同食营养互补，更利于蛋白质消化吸收。

酸奶 热量：72 千卡

算一算：建议每天饮用 250 毫升，直径 7 厘米，高 10 厘米的杯子容量约为 250 毫升。

酸奶升糖指数低，能缓解糖尿病血糖上升。酸奶富含乳酸菌，能调理肠胃、防止便秘、增强糖尿病患者体质、预防和改善高血压等并发症。酸奶由纯牛奶发酵而成，除保留了鲜牛奶的全部营养成分外，在发酵过程中乳酸菌还可产生人体营养所必需的多种维生素，如维生素 B_1、维生素 B_2、维生素 B_6、维生素 B_{12} 等。

营养成分 Ingredient	含量 Content	同类比重 Proportion

营养成分

同类食物中较高	
无	
同类食物中一般	
蛋白质	2.5 克
碳水化合物	9.3 克
胆固醇	15 毫克
磷	85 毫克
钙	118 毫克
同类食物中较低	
脂肪	2.7 克
维生素 C	1 毫克
维生素 E	0.12 毫克
锌	0.53 毫克
铁	0.4 毫克
镁	12 毫克

对并发症益处

酸奶能够帮助控制 2 型糖尿病和高血压。其中的营养元素可以很好地被利用，能增强糖尿病患者体质。

这样吃，降糖最有效

脱脂酸奶最好在饭后 2 小时饮用。脱脂酸奶只可冷藏不可加热，不然会破坏脱脂酸奶内的活菌。另外，吃火锅时喝点脱脂酸奶可保护胃黏膜。

推荐食谱

1 木瓜酸奶 总热量 171 千卡

材料：木瓜 100 克，酸奶 200 毫升。

做法：木瓜洗净，去皮去子，切成小块，与酸奶一同放入料理机中搅打成汁即成。

2 草莓酸奶沙拉 总热量 205 千卡

材料：草莓 200 克，酸奶 100 毫升，燕麦片适量。

做法：草莓洗净去蒂，切成两半，燕麦片洗净，加少量水放入锅中蒸熟，晾凉后和酸奶拌匀，浇到草莓上即成。

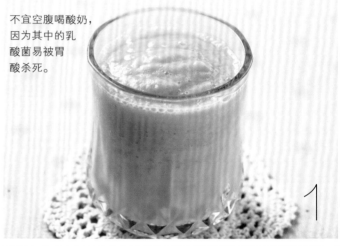

不宜空腹喝酸奶，因为其中的乳酸菌易被胃酸杀死。

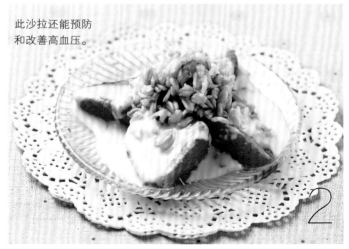

此沙拉还能预防和改善高血压。

脱脂牛奶 热量：41 千卡

算一算：建议每天饮用 250 毫升，直径 7 厘米，高 10 厘米的杯子容量约为 250 毫升。

　　脱脂牛奶中的钙、锌等矿物质，可稳定情绪，降低血压。优质蛋白质既可清除血液中多余的钠，同时又能增强血管弹性，降低心肌张力，起到保护心脏功能的作用，有利于预防糖尿病并发心脑血管病。

营养成分 Ingredient	含量 Content	同类比重 Proportion

营养成分

同类食物中较高

无

同类食物中一般

蛋白质	2.9 克
钾	157 毫克

同类食物中较低

脂肪	0.2 克
碳水化合物	4.8 克
维生素 B_1	0.04 毫克
维生素 B_2	0.08 毫克
维生素 E	0.21 毫克
钙	75 毫克
磷	96 毫克
锌	0.54 毫克
铁	0.3 毫克

对并发症益处

　　脱脂牛奶中含有丰富的乳清酸，既能抑制胆固醇在血管壁上沉积，又可抑制胆固醇合成酶的活性，减少胆固醇的产生。脱脂牛奶中的钙能促进人体燃烧脂肪，促进机体产生更多能降解脂肪的酶。糖尿病并发高血压、高脂血症人群适宜饮用脱脂牛奶，并应在饮用前先吃一些面包或馒头类的含碳水化合物的食物。脱脂牛奶可加热饮用，但不要煮沸，否则会影响人体对蛋白质的吸收。

这样吃，降糖最有效

　　不要饮用刚刚挤出的牛奶，其中含有对人体有害的细菌。也不要空腹喝脱脂牛奶，这样会使脱脂牛奶的营养得不到充分吸收。

推荐食谱

1 红豆奶茶　总热量 110 千卡

材料：红豆 20 克，脱脂牛奶 100 毫升，红茶 5 克。

做法：红豆提前煮熟，红茶用开水冲泡，滤去茶叶，将脱脂奶煮热，加入刚冲泡好的红茶中，加入红豆，再搅拌均匀即成。

2 牛奶枸杞子麦片　总热量 252 千卡

材料：脱脂牛奶 200 毫升，燕麦片 50 克，枸杞子 5 克。

做法：燕麦片洗净，牛奶烧开，将燕麦片、枸杞子一同放入牛奶中煮熟即成。

红豆煮前洗净，提前用水泡发再煮，易烂。

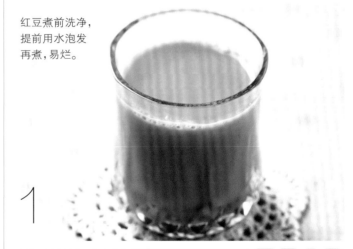

加入枸杞子清肝去火，对两目模糊有疗效。

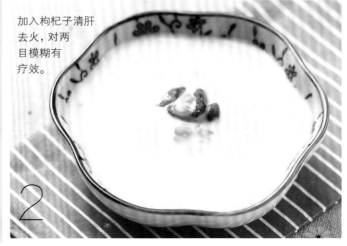

忌　慎

奶酪

是一种发酵的牛奶制品，其性质与常见的酸牛奶有相似之处，都是通过发酵过程来制作的，每千克奶酪制品都是由10千克的牛奶浓缩而成，含有丰富的蛋白质、钙、脂肪、磷和维生素等营养成分，但是其中所含的油脂成分偏高，对糖尿病患者不利，奶酪吃多了也不容易消化，不适合肠胃不好的人。

高油脂，热量高。每100克奶酪中含热量201千卡，建议不食用或用250毫升酸奶代替。

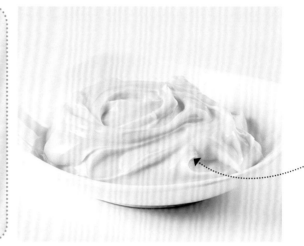

奶酪含油脂偏高，尤其不利于糖尿病并发肠胃病患者。

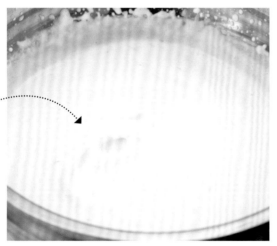

冰激凌会增加糖尿病患者并发冠心病危险，忌食。

冰激凌

的添加物中一般含有植物奶油，它就是所谓的反式脂肪酸，可升高低密度脂蛋白胆固醇，降低高密度脂蛋白胆固醇。因此可以说，食用冰激凌增加了糖尿病患者患冠心病的危险性。冰激凌进食过快，会刺激内脏血管，使局部出现贫血，减弱胃肠道的消化功能和杀菌能力，促使胃肠炎、胆囊炎甚至肝炎的发生。

高胆固醇，刺激消化道。每100克冰激凌中含热量127千卡，建议不食用或用250毫升酸奶代替。

黄油

是用牛奶加工出来的，把新鲜牛奶加以搅拌之后上层的浓稠状物体滤去部分水分之后的产物。黄油主要用作调味品，其所含饱和脂肪酸占总脂肪量的70.5%，食用易引起动脉血管粥样硬化和血液中酮体含量升高，并发心血管疾病，故糖尿病患者不宜食用。

高脂肪，高热量。每100克黄油中含热量888千卡，建议不食用或用250毫升牛奶代替。

黄油易导致糖尿病患者并发心血管疾病，不宜食用。

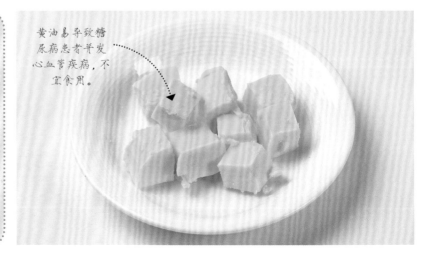

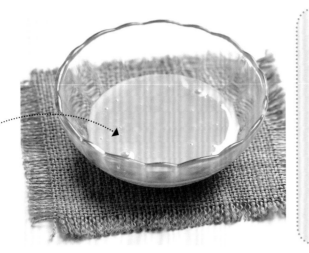

炼乳含较多碳水化合物，不利于控制血糖。

炼乳

在制作过程中会加入大量糖分，所以炼乳中的碳水化合物比奶粉更多，不利于糖尿病患者血糖的控制，其他成分，如蛋白质、脂肪、矿物质、维生素 A 等，皆比奶粉少，对于糖尿病患者的身体健康也没有特别多的好处。并且炼乳不是发酵制品，所以其营养成分不易被人体消化和吸收。

高碳水化合物，不易被消化。每 100 克炼乳中含热量 332 千卡，建议不食用或用 250 毫升酸奶代替。

优酸乳

并非发酵型酸奶，而是含奶饮料，其中牛奶的含量很少，只含 1/3 鲜牛奶，所以蛋白质含量只有不到1%，其营养价值和酸奶不可同日而语，根本不能用来代替牛奶或酸奶。优酸乳是牛奶配以水、甜味剂、果味剂等添加剂，并不适宜糖尿病患者饮用，会给糖尿病患者血糖增加负担。

低营养，添加剂较多。每 100 克优酸乳中含热量41 千卡，建议不食用或用 250 毫升酸奶代替。

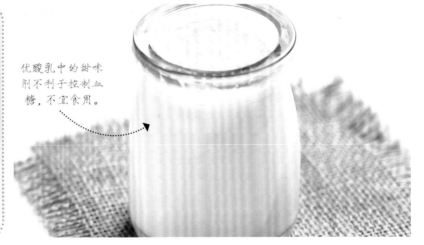

优酸乳中的甜味剂不利于控制血糖，不宜食用。

等值奶制品类交换表 每份奶制品类提供蛋白质 5 克，脂肪 5 克，碳水化合物 6 克，热能 90 千卡。

食品	重量（克）	食品	重量（克）
奶粉	20	牛奶	160
脱脂奶粉	25	羊奶	160
奶酪	25	无糖酸奶	130

热量较高的食物要精算少吃 ▶▶▶

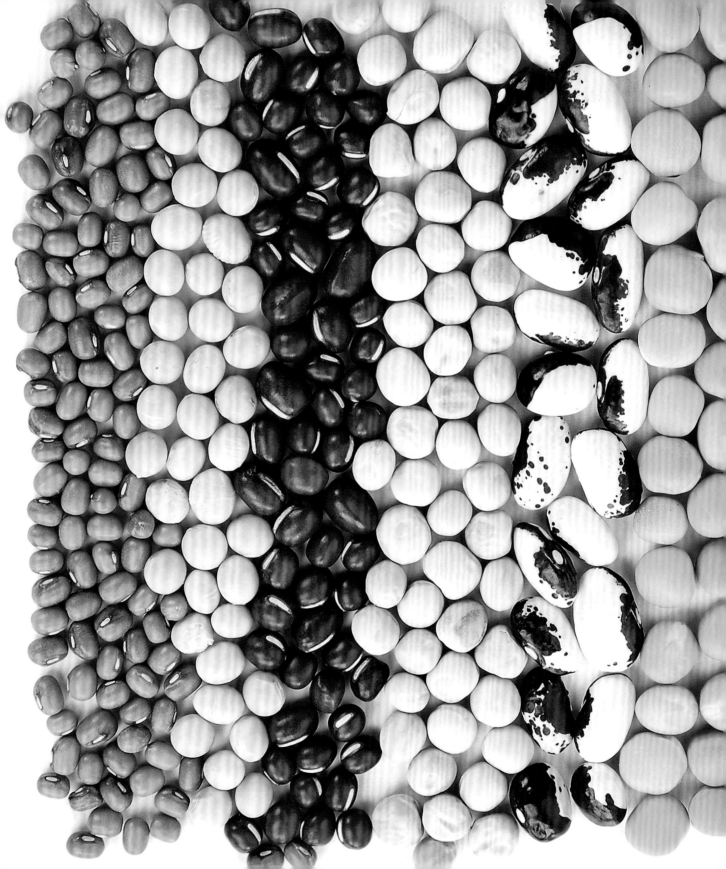

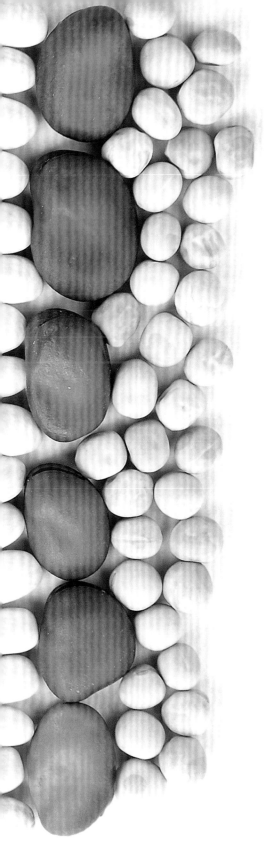

第七章

算豆类及豆制品

在我国，食用豆类已有几千年的历史，不管是直接食用豆类还是加工成豆浆、豆腐等豆制品食用，都拥有各自独特的营养成分和特别的味道。并且豆类和谷类相互搭配食用可以大大提高营养价值。

向大夫说，豆类高蛋白，搭配食用更健康

谷豆搭配营养全面

我国自古就有"五谷宜为养，失豆则不良"的说法，意思是说五谷养身，但没有豆类就会失去平衡。现代营养学也证明，每天坚持适量食用豆类食品，一段时间后，人体就可以减少脂肪含量，增加免疫力，降低患病的几率，对于糖尿病患者来说具有重要的意义。因此，很多营养学家都呼吁，用豆类食品来代替一定量的肉类等动物性食品。

豆类及豆制品中蛋白质含量很高，一般在 20%~40% 之间，以黄豆含量最高。500 克黄豆中蛋白质含量相当于 1000 克猪瘦肉、1500 克鸡蛋或 6000 克牛奶中的蛋白质含量。因此，黄豆被人们称之为"植物肉"。豆类及豆制品的蛋白质不仅含量高，而且质量也好。豆类蛋白质的氨氨酸组成与动物蛋白质相似，是最好的植物蛋白，接近人体需要。并且在谷类食物中较为缺乏的赖氨酸在豆类中含量丰富，因此宜与谷类混配食用。

豆类中维生素以 B 族维生素最多，比谷类含量高。此外，豆类还含有少量的胡萝卜素。豆类富含钙、磷、铁、钾、镁等无机盐，是膳食中难得的高钾、高镁、低钠食品。

植物激素预防并发症

大豆异黄酮是黄酮类化合物中的一种，主要存在于豆科植物中，大豆异黄酮是黄豆生长中形成的一类次级代谢产物。由于大豆异黄酮是从植物中提取，与雌激素有相似结构，因此又被称为植物雌激素，能够弥补 30 岁以后女性雌性激素分泌不足的缺陷，改善皮肤水分及弹性状况，缓解更年期综合征和改善骨质疏松症，使女性再现青春魅力。大豆异黄酮的雌激素作用影响到激素分泌、代谢生物学活性、蛋白质合成、生长因子活性，是天然的癌症化学预防剂。

大豆异黄酮化合物能通过不同的途径改善心肌缺血症状、扩张血管、抑制血小板凝聚，降低血液中胆固醇和甘油三酯含量，并有抗心率失常作用，可以帮助预防糖尿病并发心脑血管病等病症。

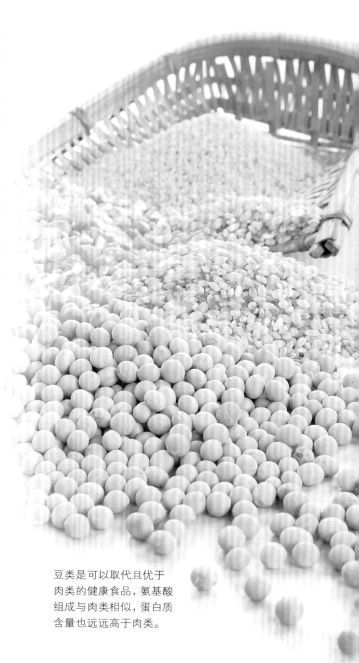

豆类是可以取代且优于肉类的健康食品，氨基酸组成与肉类相似，蛋白质含量也远远高于肉类。

黄豆 热量：359 千卡

算一算：建议每天吃 40 克，1 汤勺黄豆重约为 16 克。

　　黄豆富含膳食纤维，且生糖指数低，能延缓身体对糖的吸收，有助于降低血糖，是糖尿病患者的理想食品。黄豆的蛋白质含量不仅高，而且质量好，蛋白质的氨基酸组成和动物蛋白质近似，其中氨基酸比较接近人体需要的比值，所以容易被消化吸收，对于糖尿病患者补身体很有好处。

营养成分 Ingredient	含量 Content	同类比重 Proportion

营养成分

同类食物中较高

蛋白质	35 克	
脂肪	16 克	
膳食纤维（不溶性）	15.5 克	
胡萝卜素	220 微克	
维生素 B_1	0.41 毫克	

钙	191 毫克	
镁	199 毫克	
硒	6.16 微克	
锌	3.34 毫克	

同类食物中一般

碳水化合物	34.2 克	
维生素 B_2	0.2 毫克	
铁	8.2 毫克	

同类食物中较低

无

对并发症益处

　　黄豆及其制品对心血管有特殊的作用，可有效降低血清胆固醇，帮助缓解动脉血管壁已遭受的损害。黄豆里的皂素能减少血液中胆固醇的含量。黄豆中的卵磷脂，可除掉附在血管壁上的胆固醇，软化血管，防止肝脏内积存过多的脂肪。

这样吃，降糖最有效

　　糖尿病患者每天食用煮熟的黄豆或豆浆，有助于控制血糖。还可以适当食用一些豆制品，如豆腐渣中含有大量的膳食纤维和多糖，烹调后食用对治疗糖尿病很有益处。

推荐食谱

1 炖五香黄豆　总热量 1452 千卡

材料：黄豆 400 克，葱、姜、花椒、桂皮、八角、盐、香油各适量。

做法：黄豆泡开，葱、姜切碎末。锅置火上，放入清水和黄豆烧沸，撇净浮沫，撒入调味品，小火炖至熟烂，淋上香油即可。

2 胡萝卜黄豆羹　总热量 377 千卡

材料：胡萝卜 360 克，黄豆 80 克，盐、葱花、植物油各适量。

做法：胡萝卜切段；黄豆浸泡磨碎。油锅烧热，爆香葱花，加入胡萝卜、盐炒至入味。另起锅放豆沫烧熟，加入胡萝卜煮沸即成。

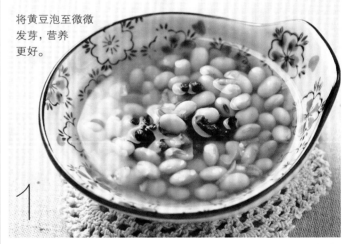

将黄豆泡至微微发芽，营养更好。

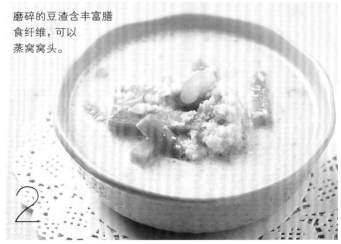

磨碎的豆渣含丰富膳食纤维，可以蒸窝窝头。

红豆 热量：309 千卡

算一算：建议每天吃 30 克，1 汤勺红豆重约为 20 克。

　　红豆含有较多的膳食纤维，不仅能够润肠通便，还能起到辅助降血糖的作用。红豆还含有丰富的 B 族维生素和铁、蛋白质、脂肪、糖类、钙、磷、烟酸等成分，可以清热利尿、祛湿排毒。

营养成分 Ingredient	含量 Content	同类比重 Proportion

营养成分

同类食物中较高

蛋白质		20.2 克
镁		138 毫克
钙		74 毫克
钾		860 毫克

同类食物中一般

碳水化合物		63.4 克

膳食纤维（不溶性）		7.7 克
维生素 B_1		0.16 毫克
维生素 B_2		0.11 毫克
铁		7.4 毫克
硒		3.8 微克
锌		2.2 毫克

同类食物中较低

脂肪		0.6 克

对并发症益处

　　红豆含有较多的皂角苷，有解毒、利尿作用，对心脏病、肾病水肿有一定的疗效。红豆还含有丰富的 B 族维生素和铁、蛋白质，可以祛湿排毒、缓解视觉疲劳。红豆还对金黄色葡萄球菌及伤寒杆菌有一定的抑制作用。

这样吃，降糖最有效

　　将红豆与白果用水煮熟，放凉，同食，不仅能控制血糖，还对糖尿病合并肥胖症、血脂异常有防治作用。

推荐食谱

1 红豆玉米须汤　总热量 93 千卡

材料：玉米须 15 克，红豆、生地黄各 30 克。

做法：将玉米须、生地黄煎水取汁，入红豆煮成汤，分 2 次饮服，吃豆，饮汤。

2 红豆莲藕粥　总热量 515 千卡

材料：红豆 50 克，莲藕 20 克，大米 100 克。

做法：红豆提前入冷水浸泡，洗净；大米洗净；莲藕切片。将所有食材放入砂锅中，倒水，煮至粥成即可。

玉米须有降血脂、血压、血糖的功效。

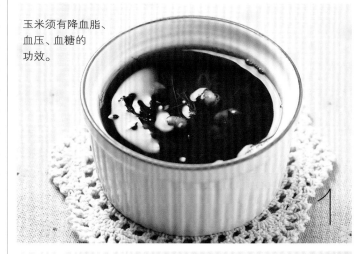

糖尿病多尿患者不宜多食红豆。

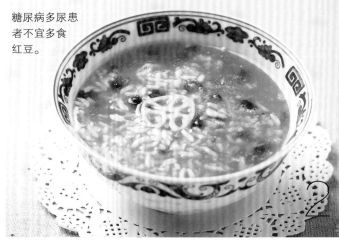

绿豆 热量：316 千卡

算一算：建议每天吃 40 克，1 汤勺绿豆重约为 20 克。

　　绿豆淀粉中含有相当数量的低聚糖（戊聚糖、半乳聚糖等），但这些低聚糖因人体胃肠道没有相应的水解酶系统而很难被消化吸收，所以绿豆提供的热量值比其他谷物稍低，适宜肥胖者和糖尿病患者食用。

营养成分 Ingredient	含量 Content	同类比重 Proportion

营养成分

同类食物中较高

蛋白质	21.6 克
钾	787 毫克
镁	125 毫克
钙	81 毫克

同类食物中一般	
碳水化合物	62 克
膳食纤维（不溶性）	6.4 克
维生素 B_1	0.25 毫克
维生素 B_2	0.11 毫克
硒	4.28 毫克
锌	2.18 毫克
铁	6.5 毫克

同类食物中较低	
脂肪	0.8 克

对并发症益处

　　绿豆不仅能调血脂、降胆固醇、抗过敏、增强食欲、清暑解毒，还能够清暑益气、止渴利尿、及时补充水分和矿物质。

这样吃，降糖最有效

　　绿豆汤清热、解毒、消暑，还有降低血压和胆固醇、防治动脉粥样硬化等作用，且生糖指数低，是糖尿病患者的夏季绝佳饮品。

推荐食谱

1 绿豆麦片粥　总热量 715 千卡

材料： 小米 50 克，燕麦片 60 克，绿豆 100 克。

做法： 绿豆泡开，加水煮 2 小时。小米、燕麦片分别洗净，小火熬煮约 45 分钟。加入煮好的绿豆汤，拌匀煮沸，即可盛起食用。

2 南瓜绿豆汤　总热量 106 千卡

材料： 绿豆 30 克，南瓜 50 克，盐少许。

做法： 绿豆洗净。南瓜洗净，去皮切块。锅内放清水烧沸，下绿豆煮沸，加南瓜块以小火煮约 30 分钟，加盐调味即可。

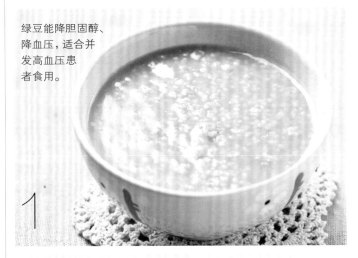

绿豆能降胆固醇、降血压，适合并发高血压患者食用。

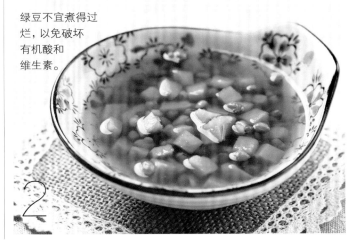

绿豆不宜煮得过烂，以免破坏有机酸和维生素。

黑豆 热量：381 千卡

算一算：建议每天吃 40 克，1 汤勺黑豆重约为 16 克。

　　黑豆的营养价值很高，除了拥有黄豆所含的大部分营养素外，还含有较多糖尿病患者体内易缺少的铬，铬可调整人体的血糖代谢，所以糖尿病患者适当食用黑豆对血糖控制有好处。黑豆皮提取物能够提高机体对铁元素的吸收，带皮食用黑豆能够改善贫血症状。

营养成分 Ingredient	含量 Content	同类比重 Proportion

营养成分

同类食物中较高

蛋白质	36 克
脂肪	15.9 克
膳食纤维（不溶性）	10.2 克
维生素 B_2	0.33 毫克
镁	243 毫克
锌	4.18 毫克
硒	6.79 毫克

同类食物中一般

碳水化合物	33.6 克
维生素 B_1	0.2 毫克
钙	224 毫克
铁	7 毫克
钾	1377 毫克

同类食物中较低

锰	2.83 毫克

对并发症益处

　　黑豆中含有能降低胆固醇的黄豆球蛋白、亚油酸、卵磷脂，以及降低中性脂肪的亚麻酸等，能软化血管、扩张血管、促进血液流通，对糖尿病并发高血压有一定的改善作用。

这样吃，降糖最有效

　　黑豆与核桃、花生、黄豆、大米一起熬粥，具有补脾养胃、养血安神之功效，对糖尿病脾虚乏力、形体消瘦有辅助治疗作用。

推荐食谱

1 大蒜黑豆粥 总热量 561 千卡

材料：黑豆 40 克，大米 100 克，蒜 2 瓣。

做法：黑豆、大米洗净，蒜剥好，同煮成粥即可食用。

2 杂豆糯米粥 总热量 516 千卡

材料：核桃 2 个，红枣 7 枚，花生、黄豆、黑豆各 14 粒，糯米 50 克。

做法：核桃去壳，红枣洗净去核，花生、黄豆、黑豆洗净，一起用温水浸泡半小时。糯米用冷水浸泡半小时后，开水下锅，大火烧开转小火。放入其他食材，煮熟即可。

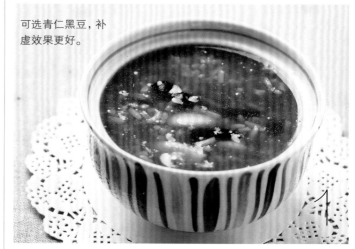

可选青仁黑豆，补虚效果更好。

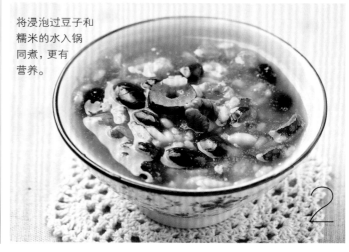

将浸泡过豆子和糯米的水入锅同煮，更有营养。

豇豆 热量：322 千卡

算一算：建议每天吃 40 克，1 汤勺豇豆重约为 16 克，1 根新鲜豇豆重约为 20 克。

　　豇豆含有易于消化吸收的蛋白质，还含有多种维生素和微量元素等，所含磷脂可促进胰岛素分泌，是糖尿病人的理想食品。豇豆中含有烟酸，这是对糖尿病患者很重要的维生素，是天然的血糖调节剂。豇豆还具有理中益气、健胃补肾、调和五脏、调颜养身、生精髓、止消渴、吐逆泻痢、解毒的功效。

营养成分 Ingredient	含量 Content	同类比重 Proportion
营养成分		
同类食物中较高		
蛋白质	19.3 克	
锌	3.04 毫克	
钾	737 毫克	
同类食物中一般		
碳水化合物	65.6 克	
膳食纤维（不溶性）	7.1 克	
硫胺素	0.16 毫克	
烟酸	1.9 毫克	
铁	7.1 毫克	
锰	1.07 毫克	
钙	40 毫克	
镁	36 毫克	
同类食物中较低		
脂肪	1.2 克	

对并发症益处

　　豇豆中含有锰，这是抗氧化剂的一种，能预防癌症和心脏病，以及预防更年期女性的骨质疏松症。豇豆中富含铁、锌等微量元素，是缺铁性贫血和锌缺乏症患者良好的食物来源。

这样吃，降糖最有效

　　豇豆适合与猪肉搭配，营养丰富，并且对糖尿病并发高血压、便秘及消化不良症的患者有食疗功效。

推荐食谱

1 姜汁豇豆　总热量 103 千卡

材料：豇豆 300 克，姜、醋各 15 克，盐、酱油、香油各适量。

做法：豇豆切段，放入沸水汤锅烫至刚熟。姜去皮、剁成姜末，和醋调成姜汁，加盐、香油、酱油、豇豆拌匀后装盘即成。

2 鸡丝炒豇豆　总热量 191 千卡

材料：豇豆 200 克，鸡脯肉 100 克，各式调料适量。

做法：鸡肉切丝，撒干淀粉上浆；豇豆切段，焯至变色。葱、姜炝锅后放鸡丝，炒至变色；加入豇豆、酱油、盐炒入味即可。

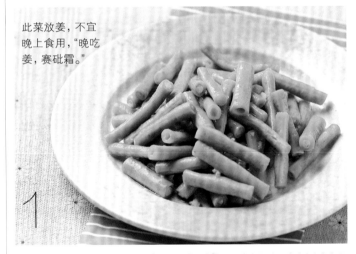

此菜放姜，不宜晚上食用，"晚吃姜，赛砒霜。"

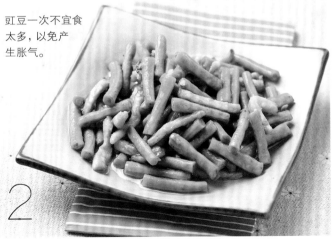

豇豆一次不宜食太多，以免产生胀气。

豆浆 热量：14 千卡

算一算：建议每天饮用 250 毫升，直径 7 厘米，高 10 厘米的杯子容量约为 250 毫升。

豆浆含有丰富的植物蛋白质、磷脂，且营养极易被人体吸收，长期坚持饮用，可以增强人的抗病能力，非常适合糖尿病患者饮用。豆浆还具有补虚、清热化痰、通淋、利大便等作用。

营养成分 Ingredient	含量 Content	同类比重 Proportion
	碳水化合物	1.1 克
	膳食纤维（不溶性）	1.1 克
	维生素 B_1	0.02 毫克
	维生素 B_2	0.02 毫克
	不饱和脂肪酸	0.5 克
	铁	0.5 毫克
	镁	9 毫克
	锌	0.24 毫克
	硒	0.14 微克

营养成分

同类食物中较高

无

同类食物中一般

植物蛋白质　　　　1.8 克

同类食物中较低

脂肪　　　　　　　0.7 克

对并发症益处

豆浆是低热量、高营养食物，其中所含的不饱和脂肪酸还可以减少血液中的胆固醇。常喝鲜豆浆可以防治糖尿病并发血脂异常、高血压、动脉硬化等疾病，还可以预防老年痴呆症的发生。

这样吃，降糖最有效

直接饮用即可，糖尿病患者每天早餐可饮用约 250 毫升的豆浆。

推荐食谱

1 荸荠豆浆 总热量 212 千卡

材料：荸荠 300 克，豆浆 250 毫升，代糖或盐少许。

做法：荸荠清洗绞汁。豆浆放在锅内，置中火上烧沸后，掺入荸荠汁水，待再沸后，即可离火。倒入碗内，加代糖或盐搅匀即成。

2 长寿五豆豆浆 总热量 270 千卡

材料：黄豆 30 克，黑豆、青豆、豌豆和花生各 10 克。

做法：将黄豆、黑豆、青豆、豌豆、花生分别入清水中泡发，放入豆浆机中一起打浆后煮开即可饮用。

豆浆冷藏饮用，风味也好。

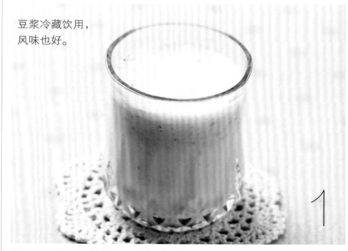

常饮鲜豆浆可控制血糖和尿糖，降低胆固醇。

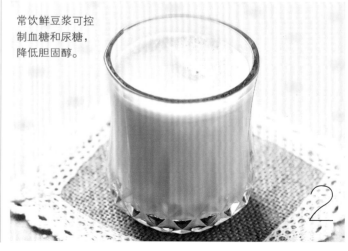

豆腐 热量：81 千卡

算一算：建议每天吃 100~150 克，150 克豆腐大约有一盒奶的 1/2 那么大。

　　豆腐所含的氨基酸能修复受损的血管；维生素 E 能消除活性氧，防止血管壁氧化破坏；维生素 B_1 则是使葡萄糖燃烧的辅酶；而锌则是肌肉获取葡萄糖的辅酶，能促进葡萄糖在肌肉内燃烧。这些都对糖尿病患者很有好处。

营养成分 Ingredient	含量 Content	同类比重 Proportion

营养成分

同类食物中较高

脂肪		3.7 克
钙		164 毫克
硒		2.3 微克
锌		1.11 毫克

同类食物中一般

蛋白质		8.1 克

维生素 B_1		0.04 毫克
维生素 B_2		0.03 毫克
维生素 E		2.71 毫克
铁		1.9 毫克
镁		27 毫克

同类食物中较低

碳水化合物		4.2 克
膳食纤维（不溶性）		0.4 克
钾		125 毫克

对并发症益处

　　豆腐是典型的高蛋白、低脂肪食物，具有益气补虚等功能，其中的黄豆蛋白还能很好地降低血脂、保护血管细胞，非常适合糖尿病并发高血压、高脂血症及心血管疾病患者食用。

这样吃，降糖最有效

　　豆腐与海带一起吃，可预防碘缺乏症；与泥鳅和鱼一起吃则可以提高钙的吸收。

推荐食谱

1 香葱拌豆腐 总热量 371 千卡

材料：香葱 100 克，豆腐 400 克，盐 10 克，香油少许。
做法：豆腐洗净切丁，煮沸后捞出沥干水分，加盐稍腌。香葱洗净切成葱花，撒在豆腐丁上面，淋上香油，加入盐拌匀即可装盘。

2 泥鳅豆腐羹 总热量 321 千卡

材料：鲜豆腐 100 克，泥鳅 250 克，玉米须 30 克，各式调料适量。
做法：将泥鳅放盆中养 1~2 天后，取出与玉米须、豆腐共入砂锅，加水适量煎煮，待烂熟后调味服用，每天 1 次。

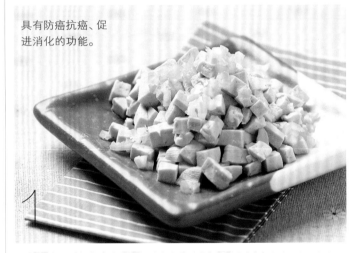

具有防癌抗癌、促进消化的功能。

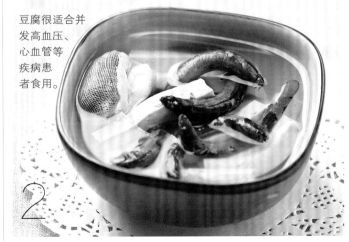

豆腐很适合并发高血压、心血管等疾病患者食用。

腐竹 热量：457 千卡

算一算：建议每天吃 25~50 克，1 条 20 厘米长的干腐竹重约为 20 克。

　　腐竹是煮沸豆浆表面凝固的薄膜，可鲜吃或晒干后吃，腐竹含丰富的蛋白质而含水量少，且含有类似黄豆的营养成分，如黄豆蛋白还有维生素、矿物质等，可以改善糖耐量，提高胰岛素的利用率，有利于糖尿病患者血糖的控制。

营养成分 Ingredient	含量 Content	同类比重 Proportion

营养成分

同类食物中较高

蛋白质		44.6 克
脂肪		21.7 克
硫胺素		0.13 毫克
维生素 E		27.84 毫克
铁		16.5 毫克

硒		6.65 微克
锌		3.69 毫克
钾		553 毫克

同类食物中一般

碳水化合物		22.3 克
核黄素		0.07 毫克
钙		77 毫克
镁		71 毫克

同类食物中较低

膳食纤维（不溶性）		1 克

对并发症益处

　　腐竹中的维生素 E，可使毛细血管功能增强，改善微循环、防止糖尿病并发动脉粥样硬化，抑制血栓形成。腐竹中的不饱和脂肪酸可与体内胆固醇结合转变为液态，随尿液排出体外，从而降低体内胆固醇含量。腐竹中的磷脂可降低血液中胆固醇含量，能有效防止糖尿病并发高脂血症的发生。

这样吃，降糖最有效

　　腐竹所含热量较高，用温水泡发后可与芹菜等蔬菜凉拌或清炒，最好不要油炸，同时食用腐竹时也要适当减少主食的摄入。

推荐食谱

1 芹菜拌腐竹　总热量 495 千卡

材料：芹菜 300 克，水发腐竹 200 克，香油、酱油、盐、醋各适量。
做法：将芹菜洗净、烫一下，切丝。腐竹切成丝，码在芹菜上。将酱油、盐、醋浇在腐竹菜上，再加香油拌匀即成。

2 腐竹粟米养生粥　总热量 653 千卡

材料：腐竹、猪瘦肉、小米、大米各 50 克，盐适量。
做法：腐竹泡好切段；猪瘦肉切丁。将腐竹、大米、小米放入锅中，小火慢炖 1 小时。将猪肉丁放入，煮熟，放少许盐调味即可。

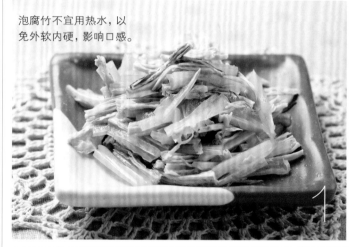

泡腐竹不宜用热水，以免外软内硬，影响口感。

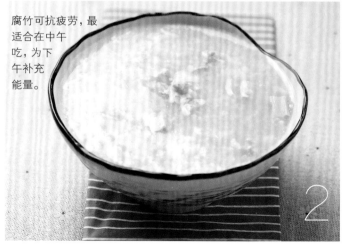

腐竹可抗疲劳，最适合在中午吃，为下午补充能量。

慎 忌

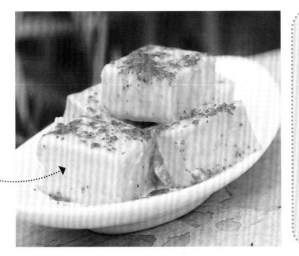

糖尿病患者及
并发高血压、心
血管疾病者都
不宜吃。

豆腐乳

含盐和嘌呤量普遍较高，糖尿病、高血压、心血管病、痛风、肾病患者及消化道溃疡患者，宜少吃或不吃，以免加重病情。还有，臭腐乳发酵后，容易被微生物污染，豆腐坯中的蛋白质氧化分解后产生含硫的化合物。如果吃太多的豆腐乳，将对人体产生不良作用，影响身体健康。

含盐量高，易被微生物污染。 每 100 克豆腐乳中含热量 151 千卡，建议不食用或用 100 克豆腐代替。

臭豆腐

属于发酵豆制品，制作过程中不仅会产生一定的腐败物质，还容易受到细菌污染，并且臭豆腐在炸制的过程中也会吸收大量的油脂，大大增加了食物的热量，会给糖尿病患者的血糖增加负担。豆制品在发酵过程中会产生甲胺、腐胺、色胺等胺类物质以及硫化氢，多吃对健康并无益处。

高油脂，易受污染。 每 100 克臭豆腐中含热量 130 千卡，建议不食用或用 30 克腐竹代替。

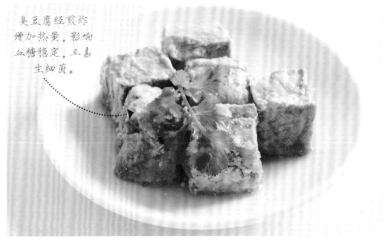

臭豆腐经煎炸
增加热量，影响
血糖稳定，且易
生细菌。

等值黄豆类交换表 每份黄豆类提供蛋白质 9 克，脂肪 4 克，碳水化合物 4 克，热能 90 千卡。

食品	重量（克）	食品	重量（克）
奶粉	20	北豆腐	100
脱脂奶粉	25	南豆腐	150
奶酪	25	豆浆	400

热量较高的食物要精算少吃 ▶▶▶

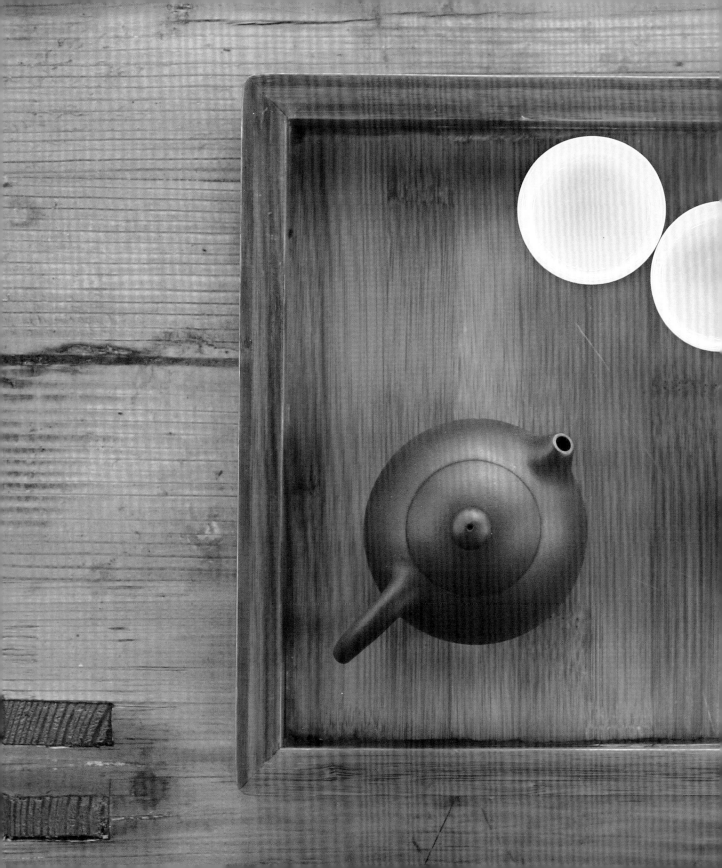

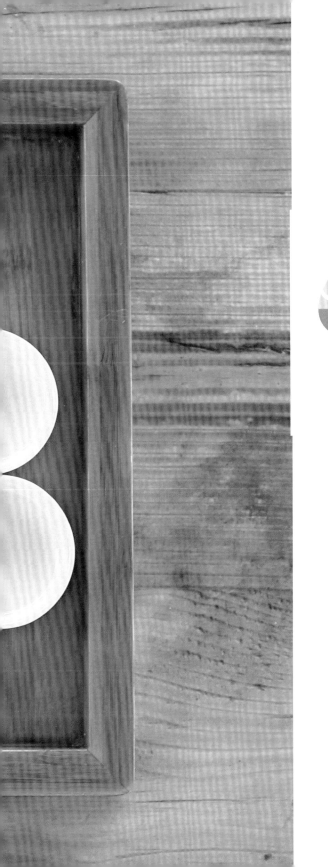

第八章

算饮品、油脂及其他

除了本书前面提到的几大类外，还有很多食物会对血压和血脂产生影响，平日多吃些核桃、花生，多喝些红茶、绿茶等，也能使血压、血脂降低；而平时常见的咖啡、可乐等，却是糖尿病患者不宜触碰的食品。

向大夫说，要选对茶油盐酱醋

糖尿病人可饮茶

茶是东方人重要的饮料，可以说现在已成为世界范围内的健康饮料。糖尿病患者适量喝茶，不仅可以补充足够的水分，还可以从茶中获得多种营养成分，如茶碱、维生素和微量元素等，而且茶饮还有提神、健脑、利尿、降压、调脂等多种功效。糖尿病患者可根据自己的口味选择各种茶类，但是睡前不宜饮用过浓的茶，以免影响睡眠。

食用油也需多样化

健康的首要饮食原则就是要食品多样化，食用油也要多样化，选油要看脂肪酸，多不饱和脂肪酸高的油是比较好的油。不同饮食结构、不同的身体需求所需要补充的脂肪酸也会有所不同，消费者要根据自身情况，合理选择适合的食用油。

我们可以通过交替食用和混合食用两种方式来实现食用油的多样化。交替食用是食用一种油一段时间后再食用另一种油；混合食用是将几种油脂按照一定的比例混合在一起，混合均匀后烹调使用。

食用油选择至少要选择三大类植物油，一种是富含亚麻酸的亚麻籽油、紫苏籽油等；一种是富含亚油酸的花生油、大豆油、玉米油等；另一种是富含油酸的橄榄油、油茶籽油等。三类烹调油按 1∶2∶3 的比例混合比较合适。

低盐饮食预防高血压

现代医学研究表明，摄入过多的盐可增强淀粉酶活性，从而促进淀粉消化和小肠吸收游离葡萄糖，可引起血糖浓度增高，导致糖尿病病情加重。

高血压为冠心病的危险因子，多数糖尿病患者伴有高血压和肥胖，多吃盐会使血压升高，不利于高血压的防治，故必须限盐。

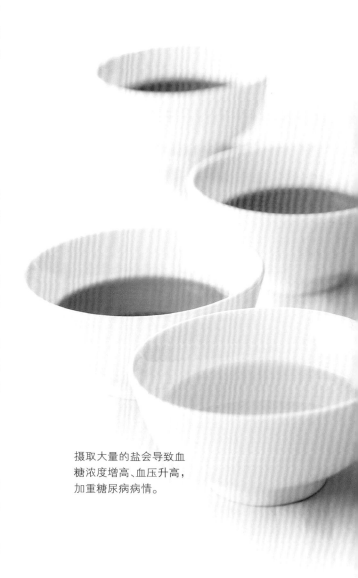

摄取大量的盐会导致血糖浓度增高、血压升高，加重糖尿病病情。

绿茶 热量：296 千卡

算一算：建议每天吃 5 克，5 克绿茶大约有 1 茶匙那么多。

儿茶素是绿茶的涩味成分，可以防止血管的氧化，有效预防糖尿病合并动脉硬化；儿茶素还能减缓肠内糖类的吸收，抑制餐后血糖值的快速上升。

营养成分 Ingredient	含量 Content	同类比重 Proportion

营养成分

同类食物中较高

蛋白质	34.2 克	
碳水化合物	50.3 克	
维生素 A	967 微克	
钙	325 毫克	
镁	196 毫克	
铁	14.4 毫克	

同类食物中一般

膳食纤维（不溶性）	15.6 克
维生素 C	19 毫克
维生素 B_2	0.35 毫克

同类食物中较低

脂肪	2.3 克
维生素 E	9.57 毫克
维生素 B_1	0.02 毫克

对并发症益处

绿茶中含有儿茶素，抗氧化作用较强，能减缓肠内糖类的吸收，抑制餐后血糖上升，还可以防止血压升高和血管氧化，有效预防糖尿病合并动脉粥样硬化。绿茶还含有维生素 C 和维生素 E 等营养物质，对降血压、降血脂、防治血管疾病和预防感冒均有益处。

这样吃，降糖最有效

用绿茶和菊花泡茶，不仅能疏风清热、养肝明目，还能抑制血糖上升。糖尿病患者宜饮绿茶，饮茶量可稍增多一些，一天内可数次泡饮，使茶叶的有效成分在体内保持足够的浓度。饮茶时吃些南瓜食品，效果会更好。

推荐食谱

1 菊花绿茶 总热量 33 千卡

材料：菊花 10 克，绿茶 3 克。
做法：将菊花和绿茶放入杯中，开水冲泡，盖上盖子稍焖即可。

2 绿茶冻 总热量 88 千卡

材料：绿茶 5 克，琼脂 6 克，牛奶 100 毫升，木糖醇适量。
做法：绿茶用 300 毫升开水冲泡好；琼脂用 100 毫升热水加热融化，和绿茶水、牛奶、木糖醇一起充分混合均匀，加热至琼脂完全融化，放入模具中，放凉至凝结即可。

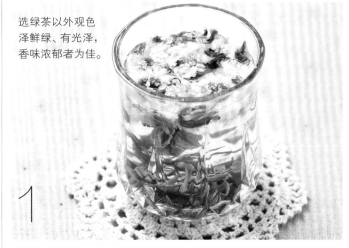

选绿茶以外观色泽鲜绿、有光泽，香味浓郁者为佳。

1

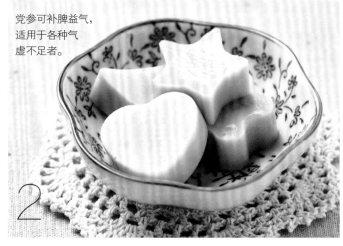

党参可补脾益气，适用于各种气虚不足者。

2

红茶 热量：294 千卡

算一算：建议每天吃 15 克，5 克红茶大约有 1 茶匙那么多。

　　红茶含有大量多酚类物质，具有促进人体产生胰岛素的功效，可以辅助控制血糖水平，帮助糖尿病患者保持血糖的稳定。红茶可以帮助胃肠消化、促进食欲，可利尿、消除水肿，并有强壮心脏的功能。

推荐食谱

1 糙米红茶 总热量 190 千卡

材料：糙米 50 克，红茶 2 克。

做法：糙米放入沸水锅中煮熟后，舀出糙米只留糙米水，随后放入红茶，以糙米水煎煮片刻即可饮用。

2 柠檬红茶 总热量 24 千卡

材料：柠檬半个，红茶 5 克。

做法：红茶用开水冲泡，盖上盖子焖几分钟，滤出茶叶，放温后挤入适量柠檬汁，将挤汁后的柠檬切片放入茶水中即可。

营养成分 Ingredient	含量 Content	同类比重 Proportion

营养成分

同类食物中较高

蛋白质	26.7 克
碳水化合物	59.2 克
维生素 A	645 微克
铁	28.1 毫克
钙	378 毫克
镁	183 毫克
钾	1934 毫克
硒	56 微克

同类食物中一般

膳食纤维（不溶性）	14.8 克
维生素 B_2	0.17 毫克
维生素 E	5.47 毫克

同类食物中较低

脂肪	1.1 克

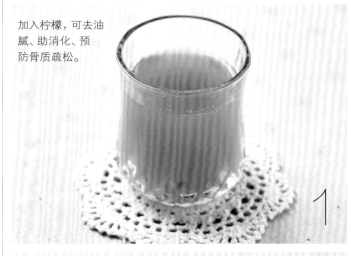

加入柠檬，可去油腻、助消化、预防骨质疏松。

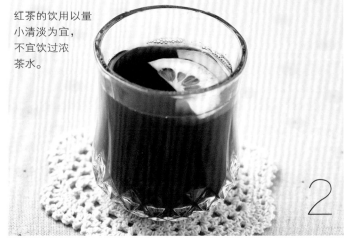

红茶的饮用以量小清淡为宜，不宜饮过浓茶水。

对并发症益处

　　女性糖尿病患者更容易患骨质疏松症，每天饮用一小杯红茶，能够有效强壮骨骼。红茶中的儿茶素在发酵过程中大多变成茶黄素、茶红素及分子量更大的聚合物，这些聚合物具有很强的抗氧化性，使红茶具有抗癌、抗心血管病等作用。

这样吃，降糖最有效

　　在红茶中加入柠檬，可预防糖尿病患者并发骨质疏松症。

橄榄油 热量：899 千卡

算一算：建议每天吃 30 克，30 克橄榄油体积约为 33 毫升。

橄榄油中富含单不饱和脂肪酸，能调节和控制血糖水平，改善糖尿病患者的脂质代谢，是糖尿病患者最好的脂肪补充来源。橄榄油还可以改善消化系统功能，能促进胆汁分泌和激化胰酶的活力。

营养成分 Ingredient	含量 Content	同类比重 Proportion		
营养成分		蛋白质		Tr[①]
同类食物中较高		纤维素		0 克
脂肪	99.9 克	维生素 A		0 微克
同类食物中一般		维生素 C		0 毫克
无		锌		0 毫克
同类食物中较低		铜		0 毫克
		锰		0 毫克
铁	0.4 克	钾		0 毫克
		磷		0 毫克
		钠		0 毫克

对并发症益处

橄榄油能防止动脉粥样硬化、调节血脂、降低血压、降低血液黏稠度、预防血栓形成、保护心脏免受冠心病的危害、减少心血管疾病的发生。

这样吃，降糖最有效

糖尿病患者可以在做凉拌菜时滴入一点橄榄油。

推荐食谱

1 白菜萝卜汤 总热量 500 千卡

材料：胡萝卜 150 克，干虾米 50 克，大白菜 300 克，高汤 500 毫升，盐少许，橄榄油 1 匙。

做法：虾米泡软，胡萝卜切片，大白菜剥大块。高汤煮开，放入虾米、胡萝卜、大白菜，大火煮 10 分钟，加盐、橄榄油调味即可。

注①：Tr 表示营养成分蛋白质没有确定的数值。

2 五彩大拌菜 总热量 100 千卡

材料：紫甘蓝、苦苣、球生菜、圣女果、黄瓜各 100 克，醋、木糖醇、橄榄油、盐各适量。

做法：所有蔬菜洗净，紫甘蓝、苦苣、球生菜沥干撕成小片，圣女果切开，黄瓜切片，放入碗中，加上各种调味品拌匀即成。

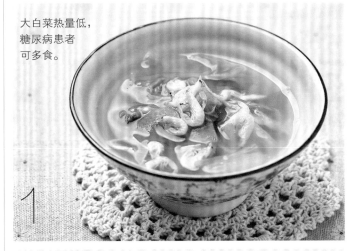

大白菜热量低，糖尿病患者可多食。

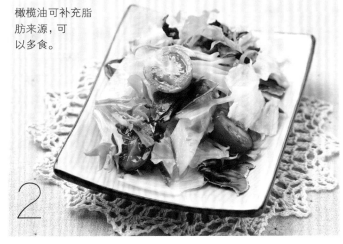

橄榄油可补充脂肪来源，可以多食。

大蒜 热量：126 千卡

算一算：建议每天吃 3 瓣，1 头中等大小的大蒜重量约为 60 克。

　　大蒜中硒含量较多，对人体胰岛素的合成可起到一定的作用。大蒜还含有蒜精，可以明显抑制某些葡萄糖的合成酶，有助于糖尿病的防治。大蒜可杀死因感染诱发糖尿病的各种病菌，从而有效预防和治疗糖尿病。

推荐食谱

1 烤大蒜　总热量 126 千卡

材料：大蒜 100 克，橄榄油、黑胡椒粉、盐、孜然粉各适量。

做法：大蒜只留最里层的种皮，两头切去。将大蒜放入烤盘中，撒上黑胡椒粉、盐和孜然粉，烤制 10~20 分钟即可。

2 蒜炒胡萝卜　总热量 176 千卡

材料：大蒜 100 克，胡萝卜 200 克，生抽、盐、植物油各适量。

做法：胡萝卜切片；大蒜去皮，切成片状；锅中热油，放入胡萝卜煸炒片刻，倒入蒜片，炒至胡萝卜开始变软，加入调味品即成。

营养成分 Ingredient	含量 Content	同类比重 Proportion

营养成分

同类食物中较高

碳水化合物	27.6 克	
锌	0.88 毫克	

同类食物中一般

蛋白质	4.5 克	
维生素 B$_1$	0.04 毫克	
维生素 B$_2$	0.06 毫克	
维生素 E	1.07 毫克	
磷	117 毫克	
硒	3.09 微克	
钙	39 毫克	
铁	1.2 毫克	

同类食物中较低

脂肪	0.2 克	
膳食纤维（不溶性）	1.1 克	
胡萝卜素	30 微克	
维生素 C	7 毫克	

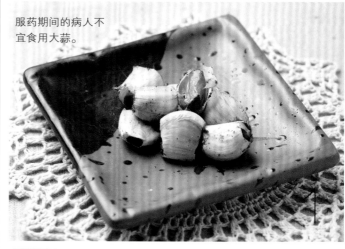

服药期间的病人不宜食用大蒜。

对并发症益处

　　大蒜具有明显的降血脂及预防冠心病和动脉硬化的作用，可降低胆固醇、抗凝、预防动脉硬化和脑梗死。大蒜能保护肝脏，提高肝脏的解毒功能，预防癌症的发生。大蒜还能清除自由基，提高免疫力和抗衰老。

这样吃，降糖最有效

　　如果想降糖又因生大蒜太辣而无法多吃，不妨吃些煮熟的大蒜。

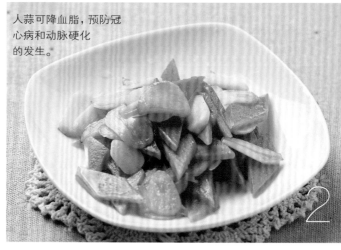

大蒜可降血脂，预防冠心病和动脉硬化的发生。

姜 热量：41 千卡

算一算：建议每天吃 10 克，1 块中等大小的姜重量约为 100 克。

　　姜黄素是生姜中的主要活性成分，姜黄素能降低血糖，并能减少糖尿病的并发症。生姜的辛辣成分姜酮醇能够缓解血糖升高，姜酮醇能够促进脂肪细胞增多，脂肪细胞可吸入血液中的葡萄糖成分，从而起到降低血糖值的效果。

推荐食谱

1 姜茶　总热量 30 千卡

材料：生姜、绿茶各 9 克。

做法：生姜切片，与绿茶用开水冲泡即可饮用。

2 木瓜生姜汁　总热量 31 千卡

材料：木瓜 100 克，生姜 10 克。

做法：木瓜洗净去皮，挖出中间的子，切块；生姜洗净去皮切片。以上材料放入搅拌机加水 100 毫升搅打成汁即可。

营养成分 Ingredient	含量 Content	同类比重 Proportion

营养成分

同类食物中较高

无

同类食物中一般

蛋白质	2.1 克
碳水化合物	4.9 克
维生素 B_1	0.06 毫克
维生素 B_2	0.05 毫克
铁	6 毫克
硒	2.43 微克
钾	351 毫克

同类食物中较低

脂肪	0.3 克
维生素 A	27 微克
维生素 C	6 毫克
维生素 E	0.45 毫克
钙	17 毫克

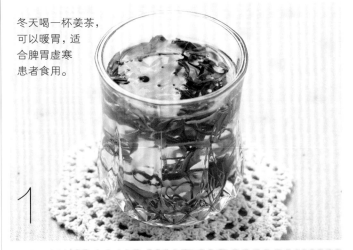

冬天喝一杯姜茶，可以暖胃，适合脾胃虚寒患者食用。

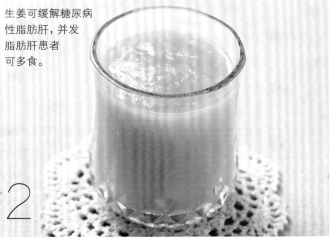

生姜可缓解糖尿病性脂肪肝，并发脂肪肝患者可多食。

对并发症益处

　　很少剂量的姜黄素就能预防糖尿病诱发的白内障，还能促进糖尿病患者的创伤愈合。同时，姜黄素还有一定的协同抗癌作用。生姜还可以改善糖尿病所伴随的脂质代谢紊乱，能激活肝细胞，缓解糖尿病性、酒精性脂肪肝。

这样吃，降糖最有效

　　生姜和绿茶以开水冲泡，代茶饮用。适用于糖尿病性腹泻、泻下清水、畏寒肢冷属寒湿者，有芳香化湿、温中和胃的功效。

核桃 热量：627 千卡

算一算：建议每天吃 20 克，1 个中等大小的核桃果肉重量约为 6 克。

　　核桃中含有相当丰富的 $\omega-3$ 脂肪酸，能够帮助改善胰岛功能，调节血糖。另外，核桃富含维生素 E 和生育酚，这些物质都有助于预防糖尿病。核桃还有补肾、固精强腰、温肺定喘、润肠通便的功效。

营养成分 Ingredient	含量 Content	同类比重 Proportion

营养成分

同类食物中较高

蛋白质		14.9 克
脂肪		58.8 克
维生素 E		43.21 毫克
磷		294 毫克
钾		385 毫克
镁		131 毫克

同类食物中一般	
碳水化合物	19.1 克
膳食纤维（不溶性）	9.5 克
胡萝卜素	30 微克
维生素 B_2	0.14 毫克
铁	2.7 毫克
硒	4.62 微克
同类食物中较低	
钙	56 毫克

对并发症益处

　　核桃可帮助糖尿病患者吸收有益的脂类，同时对抗总胆固醇升高，预防心血管系统的并发症。核桃还含有磷、铁、胡萝卜素、维生素 B_2 等营养成分，可润肠通便、健脑补肾。

这样吃，降糖最有效

　　核桃加水煎服制成核桃饮，对 2 型糖尿病的治疗有益。

推荐食谱

1 黑芝麻核桃粥　总热量 640 千卡

材料：黑芝麻 20 克，核桃仁 30 克，大米 100 克。

做法：锅置火上，放入大米和适量水，大火烧沸后改小火。放入核桃仁和黑芝麻，小火将粥煮至黏稠即可。

2 芝麻核桃山药汤　总热量 127 千卡

材料：黑芝麻、核桃仁各 10 克，山药 20 克，盐适量。

做法：黑芝麻炒香；山药切块。核桃仁和山药放入砂锅中，加入适量清水，小火煲 40 分钟。加盐调味，撒上黑芝麻即可。

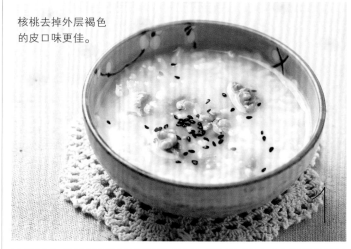

核桃去掉外层褐色的皮口味更佳。

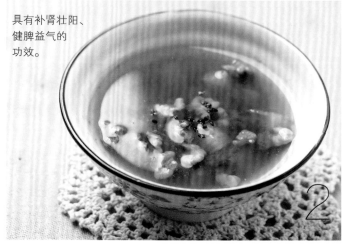

具有补肾壮阳、健脾益气的功效。

花生　热量：296 千卡

算一算：建议每天吃 25 克，1 粒中等大小的花生重量约为 1 克。

　　研究表明，适量食用花生有利于糖尿病的控制，因为花生所含的油脂成分花生四烯酸能增强胰岛素的敏感性，有利于血糖的降低。

推荐食谱

1 红豆花生粥　总热量 645 千卡

材料：大米 60 克，红豆、花生各 50 克。

做法：锅置火上，加水烧沸，放入红豆、花生，大火煮沸后放入大米，小火熬煮至粥黏稠即可。

2 花生山药粥　总热量 472 千卡

材料：铁棍山药 1 根，大米 50 克，花生适量。

做法：铁棍山药切滚刀块；锅置火上，放入花生、大米和适量水，小火熬煮至软烂，倒入山药，继续煮 10 分钟即可。

营养成分 Ingredient	含量 Content	同类比重 Proportion

营养成分

同类食物中较高

蛋白质		12 克
脂肪		25.4 克
烟酸		14.1 毫克
磷		250 毫克
钾		390 毫克

同类食物中一般

碳水化合物		13 克
膳食纤维（不溶性）		7.7 克
维生素 B_2		0.04 毫克
维生素 C		14 毫克
硒		4.5 微克
铁		3.4 毫克

同类食物中较低

钙		8 毫克
锌		1.79 毫克

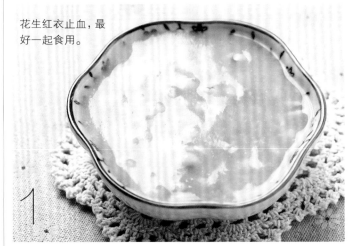

花生红衣止血，最好一起食用。

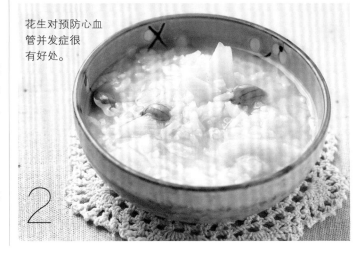

花生对预防心血管并发症很有好处。

对并发症益处

　　花生含有一种生物活性很强的天然多酚类物质白藜芦醇，这是肿瘤疾病的化学预防剂，也是降低血小板聚集，预防和治疗动脉粥样硬化、心脑血管疾病的化学预防剂，对糖尿病患者预防心血管并发症很有好处。

这样吃，降糖最有效

　　将花生与芝麻、大米熬粥食用，适用于血虚头晕、贫血、头发早白、血虚便结者，也适合糖尿病患者补益身体。

忌　慎

猪油

含有丰富的饱和脂肪酸和胆固醇，饱和脂肪酸能促进人体对胆固醇的吸收，使血液中胆固醇升高，饱和脂肪酸与胆固醇容易结合并沉淀于血管壁，导致动脉硬化，增加高血压、冠心病等疾病的患病风险，故糖尿病患者不宜吃猪油。一般人食用动物油也不要过量。

高脂肪，高胆固醇。 每 100 克猪油中含热量 827 千卡，建议不食用或用 30 克橄榄油代替。

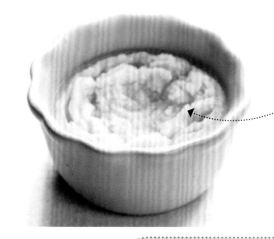

猪油易导致动脉硬化、高血压等疾病，不宜食用。

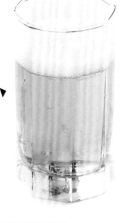

糖尿病患者常饮啤酒不利于控制血糖。

啤酒

是高热量物质，糖尿病患者如果经常饮酒，会影响对饮食中热量的控制，不利于控制病情。长期大量饮酒会造成食欲减退，食量减少，从而使营养素的摄入不平衡。营养素的缺乏及酒精对神经血管的影响，可加速糖尿病患者末梢神经及血管并发症的发生和发展。

高热量。 每 100 克啤酒中含热量 38 千卡，建议不食用或用 5 克绿茶泡茶代替。

白酒

中所含酒精在体内能产生大量热量，并且使血液中甘油三酯升高，加重糖尿病患者的脂质代谢紊乱。使用胰岛素的患者空腹饮酒可抑制肝糖原的分解，引起低血糖。长期饮酒会增加糖尿病患者血管硬化及高血压的发病率。白酒酿造过程中有可能会产生甲醇等有害物质，不利于身体健康。

高酒精，加重脂代谢紊乱。 每 100 克白酒中含热量 351 千卡，建议不食用或用 10 克红茶泡茶代替。

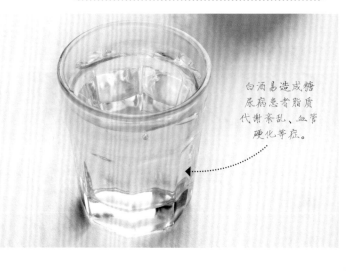

白酒易造成糖尿病患者脂质代谢紊乱、血管硬化等症。

慎　忌

味精的主要成分是谷氨酸钠，是用粮食通过一定发酵加工而成的。味精中的钠元素和盐对高血压同样不利，所以不宜过多摄入。过多食用味精后，人体血液中的谷氨酸含量就会升高，会妨碍钙和镁的吸收，从而造成短期的头痛、心跳、恶心等症状。

不利血压，影响钙、镁吸收。每 100 克味精中含热量 268 千卡，建议不食用或使用适量熬制好的高汤代替。

建议少食味精，以免升高血压，出现头疼等症。

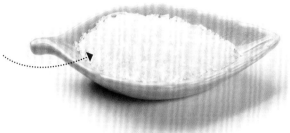

干辣椒中含有镁、钾等元素，对于糖尿病患者控盐是有帮助的，而且辛辣的味道可以调节口感，更有利于糖尿病患者调节饮食。但是吃辣椒会导致血液循环加速，血压升高，所以有高血压的糖尿病患者要少吃。未密封包装或含水量高的干辣椒容易霉变。

容易引起血压升高。每 100 克干辣椒中含热量 212 千卡，建议不食用或用 10 克生姜代替。

干辣椒会使血压升高，糖尿病并发高血压患者不宜食用。

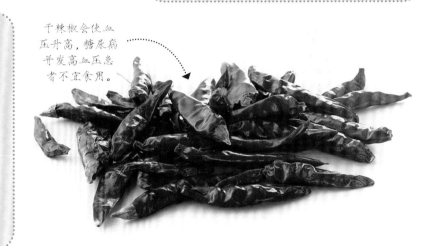

等值油脂类交换表 每份油脂类提供脂肪 10 克，热能 90 千卡。

食品	重量（克）	食品	重量（克）
花生油、香油（1 汤勺）	10	猪油（1 汤勺）	10
玉米油、菜子油（1 汤勺）	10	牛油（1 汤勺）	10
豆油（1 汤勺）	10	羊油（1 汤勺）	10
红花油（1 汤勺）	10	黄油（1 汤勺）	10
核桃、杏仁、花生米	15	葵花籽（带壳）	25
西瓜子（带壳）	40		

热量较高的食物要精算少吃 ▶▶▶

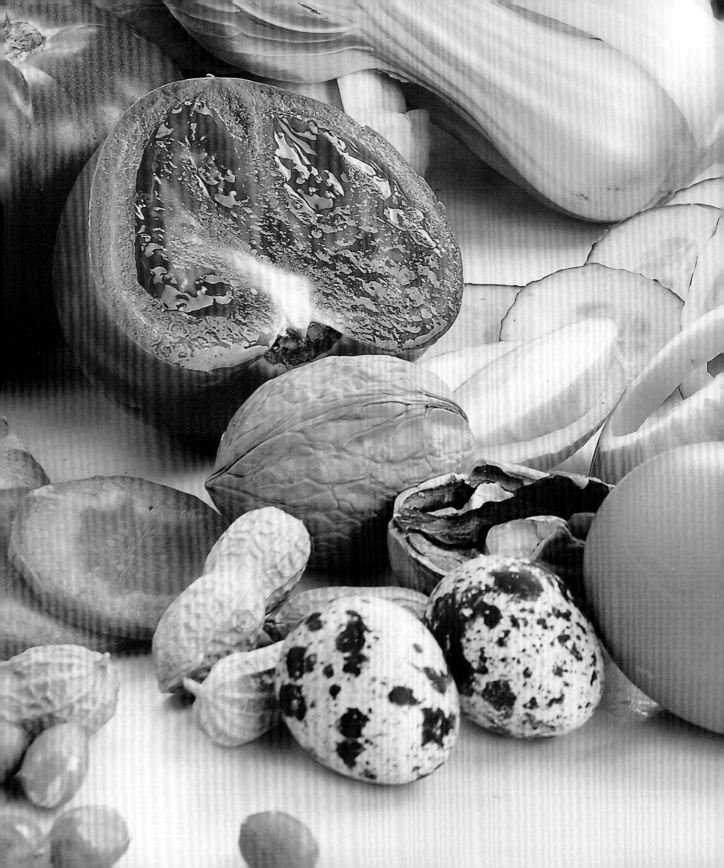

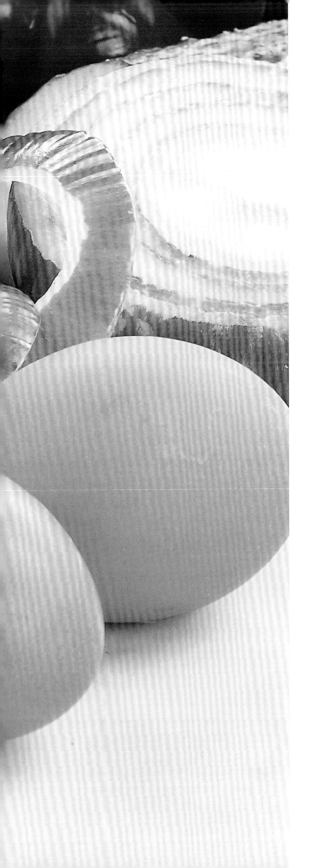

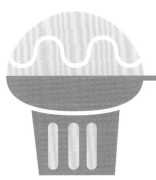

第九章

糖尿病并发症
护理及饮食

　　有些糖尿病患者错误地认为，只要血糖控制正常就行了。其实，仅监测血糖是远远不够的，因为糖尿病最严重的危害是各种并发症。如果能及早发现各种并发症的蛛丝马迹，就可以避免很多疾病的发生。

糖尿病急性并发症

糖尿病急性感染

发病症状

糖尿病患者非常容易合并各种感染，包括呼吸道感染、泌尿系统感染、皮肤感染、胆道感染等。感染可诱发或加重糖尿病，可使隐性糖尿病明显，临床糖尿病患者的血糖也更加难以控制。

向大夫治疗方法

1. 养成良好个人卫生习惯。平时注意保持全身皮肤的清洁卫生，避免糖尿病患者发生小疖子（毛囊炎）或疖、痈。

2. 预防呼吸道疾病及感冒、流感、支气管炎、肺炎等疾病。多呼吸新鲜空气，尽量避免出入人多且空气流通不好的地方。

3. 养成健康的饮食习惯。多吃新鲜蔬菜、水果，不吃不卫生或变质的食物以免发生急性胃肠道疾病。

推荐食物
Recommendation

食物种类
Types of food

推荐食物

果蔬类

草莓、菠萝、无花果、猕猴桃、苹果、洋葱、白萝卜、紫甘蓝、黄瓜、菠菜、芥蓝、空心菜、石花菜、莴笋、豆芽、魔芋

谷豆类

燕麦、荞麦、红豆、黄豆、红薯

肉蛋奶类

瘦肉、酸奶、脱脂奶、鸡蛋清

水产、菌藻类

鲤鱼、裙带菜、海带、三文鱼、香菇、口蘑

中药、饮品类

玉竹、知母、三七、绿茶、红茶

其他类

醋、花粉、黑芝麻、莲子

推荐食谱

1 银耳红豆汤 总热量 195 千卡

材料： 银耳 20 克，红豆 50 克。

做法： 银耳泡发，红豆洗净浸泡 2 小时，红豆放入锅中小火煮至快熟时加入银耳，煮至熟烂即可。

功效： 养血、保肝、提高抵抗力。

2 芹菜汤 总热量 300 千卡

材料： 鲜芹菜 2500 克。

做法： 鲜芹菜切碎捣烂，拧出汁，煮沸后，每次服 60 毫升，每天 3 次，忌辣物。

功效： 清热消炎。

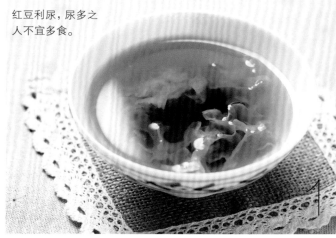

红豆利尿，尿多之人不宜多食。

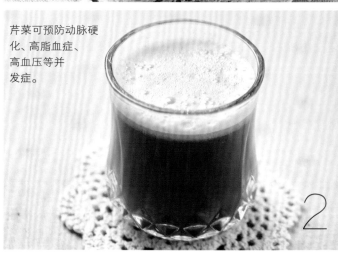

芹菜可预防动脉硬化、高脂血症、高血压等并发症。

糖尿病酮症酸中毒

发病症状

表现为显著的口渴、多饮、多尿、头晕、食欲下降、脱水，严重者皮肤黏膜干燥、弹性差，血压下降，呼吸深快，呼气中有烂苹果味。进一步发展，病人可发生嗜睡、神志不清，甚至昏迷。

向大夫治疗方法

1. 去除诱发因素（如感染等），补充生理性盐水、小剂量静脉滴注胰岛素、补钾等。

2. 酸中毒严重者适当补充碱性药物。

3. 如果病人可能已经发生酮症或酮症酸中毒，但又来不及去医院，则应立即采用下列简易方法处理：给病人多喝水，包括喝淡盐水（1000毫升水+9克盐）；每2~3小时深部肌肉注射短效胰岛素10~20U，并设法送医院救治。

 推荐食物 Recommendation

 **食物种类** Types of food

推荐食物

果蔬类

柑橘、苹果、胡萝卜、芹菜、菠菜、荠菜、茼蒿、茭白、番茄、木瓜、银耳、木耳、海带、香菇

谷豆类

玉米、燕麦、黄豆、绿豆、红豆

肉蛋奶类

瘦肉、脱脂牛奶

水产、藻类

海蜇、海参、青鱼、带鱼、鲫鱼

中药、饮品类

刺五加、葛根、夏枯草、菊花茶、金银花茶、绿茶

其他类

花生油、黄豆油、菜子油、橄榄油、大蒜

推荐食谱

1 香菇酿豆腐　总热量 186 千卡

材料：豆腐 200 克，香菇 3 朵，蛋清 1 个，盐、香油适量。

做法：豆腐切成四方小块，中间挖空；香菇剁碎，与蛋清、盐等混匀成馅，将馅料酿入豆腐中，上锅蒸熟，加香油调味即可。

功效：宽中益气、调和脾胃、清热散血。

2 豉香苦瓜　总热量 153 千卡

材料：苦瓜 1 根，豆豉、葱花、醋、盐、酱油、油各适量。

做法：苦瓜去子切条，用盐煞一下；锅内热油，煸香豆豉、葱花，放入苦瓜加盐、醋、酱油调味，翻炒均匀出锅即可。

功效：清热祛暑、明目解毒、降压降糖、利尿凉血。

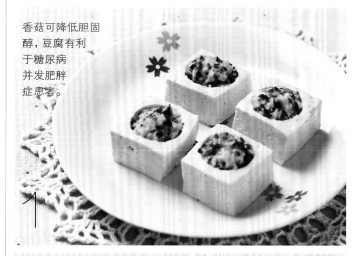

香菇可降低胆固醇，豆腐有利于糖尿病并发肥胖症患者。

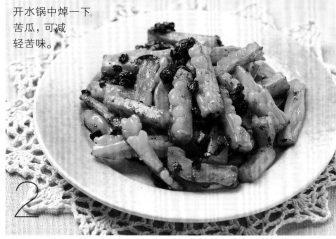

开水锅中焯一下苦瓜，可减轻苦味。

高血糖高渗综合征

发病症状

轻度表现为"三多一少"症状加重,明显脱水引起的皮肤干燥、心跳加速、血压下降、尿量减少等。重度表现为反应迟钝、嗜睡、神志不清,甚至昏迷。常伴有抽搐、偏瘫、失语等中枢神经系统受损的症状。

向大夫治疗方法

1. 当"三多一少"症状加重时,要给予充分重视,及时发现和治疗糖尿病。如果属于易感人群,就要对糖尿病保持高度警惕性。

2. 合理安排饮食、运动、休息。一定不要限制饮水,以免造成脱水。

3. 得了其他疾病要及时治疗,以免诱发高渗状态。还要防止各种感染及外伤、出血、手术等应急情况,一旦出现状况要及时处理。

推荐食物
Recommendation

食物种类
Types of food

推荐食物

果蔬类

猕猴桃、苹果、梨、石榴、仙人掌、青椒、洋葱、甜椒、空心菜、芹菜、菠菜、圆白菜、芦笋

谷豆类

荞麦、燕麦、米汤、黄豆、豆制品

肉蛋奶类

瘦肉、乌鸡、蛋清、脱脂牛奶

水产、菌藻类

带鱼、鲫鱼、鳕鱼、鳗鱼、牡蛎、木耳、银耳

中药、饮品类

珍珠母、葛根

其他类

玉米油、橄榄油、葵花子油、大蒜、花生

推荐食谱

1 菊花人参茶 总热量 38 千卡

材料: 菊花、人参各 3 克,山楂、决明子各 15 克。

做法: 将全部药放入杯中,加入 300 毫升的水用盖子焖住静置约 30 分钟后可饮用,建议 1 天喝 1 次。

功效: 可以补气、活血、养阴。

2 菊花梨汤 总热量 91 千卡

材料: 菊花 10 朵,梨半个。

做法: 菊花洗净,梨去皮去核切块,加水适量,煮开后即可,一次或分次饮用。

功效: 止渴解毒、温中益气。

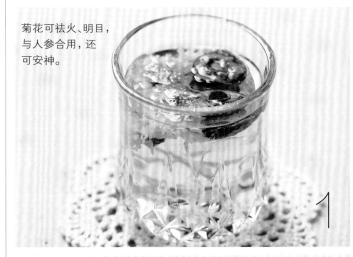

菊花可祛火、明目,与人参合用,还可安神。

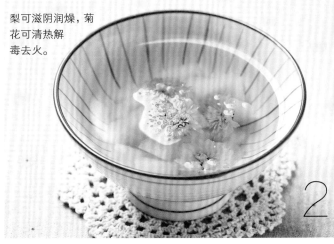

梨可滋阴润燥,菊花可清热解毒去火。

乳酸性酸中毒

发病症状

轻度表现仅为恶心、乏力、头晕、嗜睡、呼吸加深加快。重度表现为呕吐、腹泻、头痛头晕、全身无力、呼吸急促、血压下降、心跳过速、意识不清，甚至出现昏迷。

向大夫治疗方法

1. 轻度乳酸中毒者可以大量饮水，以利于乳酸的排出，同时服用适量的碳酸氢钠等碱性药物。

2. 中等程度的乳酸性酸中毒者要去医院诊断处理，包括输液、抗酸以及补钾等，用胰岛素治疗对乳酸的消除也有帮助。

3. 乳酸性中毒患者的抗酸治疗不能使用乳酸钠，否则血液中的乳酸会更多。慎用双胍类药物。有肝肾损伤、心肺功能不全的糖尿病患者，禁用双胍类药物。

推荐食物
Recommendation

食物种类
Types of food

推荐食物

果蔬类

雪梨、酪梨、橙子、猕猴桃、番石榴、草莓、柚子、菠菜、紫甘蓝、大白菜、荠菜、苦瓜、西蓝花、白萝卜、荸荠、苋菜

谷豆类

薏米、荞麦、莜麦、绿豆

肉蛋奶类

猪肺、鸽肉、鸭肉、脱脂牛奶

水产、菌藻类

甲鱼、鳕鱼、海蜇皮、银耳、木耳

中药、饮品类

红茶、桑白皮、枸杞子

其他类

板栗、香油、莲子、橄榄油

推荐食谱

1 木瓜陈皮粥 总热量 188 千卡

材料：陈皮、木瓜、丝瓜络、川贝母各 5 克，大米 50 克。

做法：木瓜、陈皮、丝瓜络先煎，去渣取汁，加入大米，川贝母切碎，一同煮粥，供早、晚餐食用。

功效：化痰除湿、舒筋通络。

2 佛耳汤 总热量 156 千卡

材料：木耳 6 克，干的佛手柑 9 克，薏米 20 克，猪瘦肉 50 克。

做法：先放适量水，再将木耳、干的佛手柑、薏米放入锅内，先煮沸后，放入猪瘦肉，小火再煮 20 分钟。

功效：活血通瘀、疏肝理气、利水。

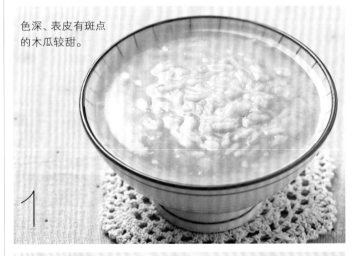

色深、表皮有斑点的木瓜较甜。

1

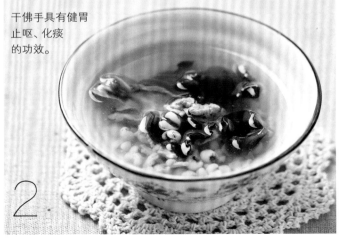

干佛手具有健胃止呕、化痰的功效。

2

糖尿病低血糖昏迷

发病症状

轻度低血糖表现为饥饿、心慌、手心或额头出汗、乏力、身体颤抖等身体不适症状，不会产生较大伤害。重度低血糖表现为全身大汗淋漓、视物模糊、意识混乱、抽搐、头晕、昏迷，甚至死亡。

向大夫治疗方法

1. 按时按量进餐。不要为了限制饮食，而漏掉某一餐。如果吃饭延迟，可以先吃点水果之类的补充一下。最好不要饮酒，更不要空腹喝酒。外出时，随身带些零食，以防不时之需。

2. 运动量要适合身体的承受能力，如果活动增加，可相应加餐或者减少降糖药的使用。

3. 经常监测血糖并做好记录，对血糖情况做到心中有数。按照医生的规定，严格使用降糖药，不能为了快速降血糖，而擅自加大药量。随身携带糖尿病病情卡，一旦出现低血糖现象或者昏迷，便于其他人进行救治或联系医生及家人。

推荐食物
Recommendation

食物种类
Types of food

推荐食物

果蔬类

苹果、火龙果、桑葚、菠萝、山药、莴笋、莲藕、木瓜、茄子、番茄、胡萝卜

谷豆类

大米、薏米、小米、燕麦、土豆、

豆浆

肉蛋奶类

蛋清、脱脂牛奶

水产、菌藻类

鲤鱼、香菇、银耳

中药、饮品类

地黄、黄连、枸杞子、人参、灵芝

其他类

酸枣仁、莲子、杏仁

推荐食谱

1 三七炖鸡蛋　总热量 307 千卡

材料：鸡蛋 3 个，三七粉 3 克，红糖 20 克。

做法：将鸡蛋搅匀；在锅中加适量清水烧开，将鸡蛋倒入锅内，再把三七粉放入，煮至鸡蛋凝固时，离火加入红糖搅化即可食用。

功效：化瘀止血止痛、养血活血。

2 玫瑰木耳　总热量 49 千卡

材料：玫瑰花瓣 10 克，芹菜、木耳各 100 克，醋、盐、香油各适量。

做法：将木耳泡发洗净后撕成小瓣；玫瑰花瓣用淡盐水泡洗净；芹菜洗净切段。锅内放少许茶油，煸香芹菜段，放入木耳，加少许水，放入盐调味；最后放少许醋，将炒熟的菜放凉，加入玫瑰花瓣拌匀，淋少许香油即可。

功效：益气强身、活血、止血。

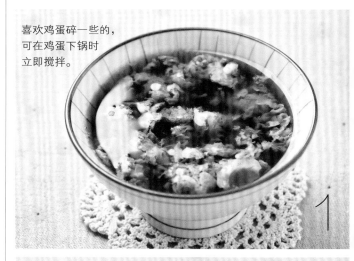

喜欢鸡蛋碎一些的，可在鸡蛋下锅时立即搅拌。

1

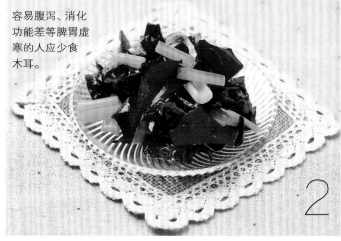

容易腹泻、消化功能差等脾胃虚寒的人应少食木耳。

2

苏木杰反应(反跳性高血糖)

发病症状

　　夜间低血糖,早餐前高血糖,晨起经常感觉头痛、恶心;经常发生夜间低血糖;患者体质消瘦,糖类摄入又过少;尿常规检查,尿糖和尿酮体波动幅度大;胰岛素用量加大后,早餐前高血糖反而得不到控制。

向大夫治疗方法

　　1. 经常进行血糖检测,不仅仅测早餐前、早餐后,而且要测中餐和晚餐前后,特别是夜间 2~3 点的血糖,以及时发现低血糖。

　　2. 有意识地注意有没有饥饿感、心慌、出汗等低血糖症状。

　　3. 合理安排饮食,及时就餐,以防止低血糖的发生。

推荐食物
Recommendation

食物种类
Types of food

推荐食物

果蔬类

苹果、猕猴桃、柚子、柑橘、菜花、西葫芦、芹菜、白萝卜、黄瓜、南瓜、仙人掌、黄豆芽

谷豆类

莜麦、玉米、黄豆

肉蛋奶类

瘦肉、脱脂牛奶、蛋清

水产、菌藻类

泥鳅、黄鳝、鲫鱼、鳗鱼、裙带菜

中药、饮品类

茯苓、枸杞子、地骨皮、淡绿茶、菊花茶

其他类

橄榄油、菜子油、茶油、大蒜、生姜

推荐食谱

1 苹果草莓奶昔 总热量 193 千卡

材料:苹果 1 个,草莓 5 个,无糖酸奶、脱脂牛奶各 100 毫升。

做法:苹果洗净削皮切小丁;草莓温水泡掉浮灰,切成小块;将苹果、草莓、无糖酸奶、脱脂牛奶共同放入果汁机中搅打成汁。

功效:生津止渴、补虚开胃、润肠通便。

2 芹菜萝卜饮 总热量 59 千卡

材料:鲜芹菜 150 克,白萝卜 100 克,鲜车前草 30 克。

做法:将芹菜、白萝卜、车前草洗净捣烂取汁,小火煮沸后温服。每天 1 次,疗程不限。

功效:清热利湿健脾,适用于湿热型糖尿病性脂肪肝。

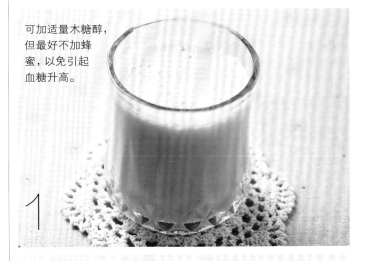

可加适量木糖醇,但最好不加蜂蜜,以免引起血糖升高。

1

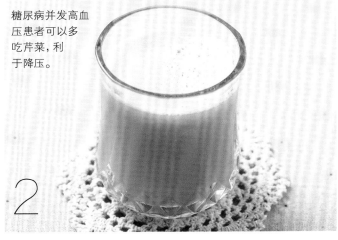

糖尿病并发高血压患者可以多吃芹菜,利于降压。

2

糖尿病的黎明现象

发病症状

糖尿病患者清晨时血糖明显升高或维持正常血糖所需的胰岛素显著增多的现象。

向大夫治疗方法

消除患者的精神负担，改善和加深睡眠，合理饮食、运动治疗和选用降糖药，改善胰岛素敏感性，均有利于黎明现象的控制。

1. 在坚持使用一般饮食疗法的基础上可适当地增加餐次（1天可安排 4~6 餐），同时，在晚上临睡前的一小时左右应加餐 1 次，可少量吃些含碳水化合物和蛋白质的食物，这样将有助于提高患者夜间胰岛素的分泌量和敏感性，避免其出现"黎明现象"。

2. 在常规服用降糖药的同时应在晚餐前或临睡前加用一次胰岛素。中青年患者可于晚餐前注射 1 次 6~8 个单位的胰岛素；而老年患者可于临睡前注射 1 次 4~6 个单位的胰岛素。胰岛素的选择应以速效、作用时间短的剂型为宜。

 推荐食物 Recommendation

 食物种类 Types of food

推荐食物

果蔬类

木瓜、西瓜、苹果、柑橘、桃、大白菜、胡萝卜、黄瓜、芹菜、番茄、茄子、圆白菜、南瓜、冬瓜、丝瓜、魔芋

谷豆类

玉米、燕麦、荞麦、黄豆、红豆

肉蛋奶类

瘦肉、鸡蛋、脱脂牛奶

水产、菌藻类

海蜇皮、海带、鲫鱼、鲤鱼

中药、饮品类

陈皮、枸杞子、川贝母

其他类

菜子油、橄榄油、松子、莲子、核桃

推荐食谱

1 山药薏米粥 总热量 302 千卡

材料：山药粉 60 克，薏米 30 克。

做法：两者共同煮后食用，每天 2 次。

功效：益气、健脾、养阴。

2 牛奶麦片汤 总热量 292 千卡

材料：无糖燕麦片 50 克，低脂鲜牛奶 250 毫升。

做法：燕麦片用开水调成七成干糊状，放入微波炉中火转 2 分钟取出。加入鲜牛奶冲调饮用。每周 2~3 次，早餐时选用。

功效：补虚损、益肺胃、生津润肠、促消化。

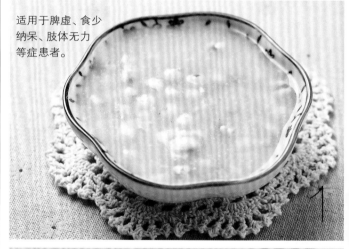

适用于脾虚、食少纳呆、肢体无力等症患者。

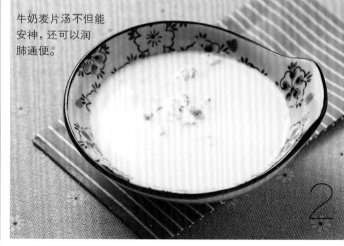

牛奶麦片汤不但能安神，还可以润肺通便。

糖尿病慢性并发症

糖尿病并发冠心病

发病症状

　　早期无任何症状，随着病情进一步发展，冠状动脉供血出现不足，就会出现心绞痛、心肌梗死、心力衰竭和心律失常等。

向大夫治疗方法

　　1. 不要过量服用降糖药物，要将血糖控制在一个合理范围内，避免出现低血糖的情况，因为低血糖可导致心跳加速，加重心脏的负荷与心肌缺氧的情况，加重冠心病症状。

　　2. 糖尿病并发冠心病与饮食营养有直接或间接关系，重视合理的膳食，是防治该病的重要措施之一。合理控制热量摄入，保持理想体重，适当增加膳食纤维的摄入，保证必需的矿物质、维生素及微量元素供给，能有效防治冠心病并发症。

推荐食物
Recommendation

食物种类
Types of food

推荐食物

果蔬类

草莓、橄榄、无花果、猕猴桃、苹果、石榴、仙人掌、青椒、洋葱、甜椒、白萝卜、冬瓜、空心菜、芥菜

谷豆类

燕麦、玉米、黑米、荞麦、黄豆、豆腐、豆浆

肉蛋奶类

驴肉、鸽肉

水产、菌藻类

鲤鱼、金枪鱼、鳕鱼、香菇、猴头菇、木耳、银耳、紫菜、海带

中药、饮品类

橄榄油、茶油、香油、玉米油、花生油

其他类

大蒜、板栗、莲子、胡桃

推荐食谱

1 天麻炖猪脑 总热量 321 千卡

材料：天麻 10 克，猪脑 1 个，盐适量。

做法：天麻浸软切片，同猪脑共煮 1 小时，然后加盐调味即可。

功效：祛风止痛、滋养通脉。

2 黑豆独活饮 总热量 427 千卡

材料：黑豆 100 克，独活 15~20 克，米酒少许。

做法：将黑豆、独活煎成药汁。每天加米酒温服 1~2 次。

功效：祛风、通经、活血。

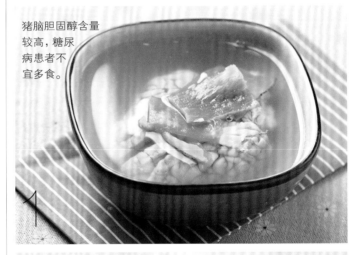
猪脑胆固醇含量较高，糖尿病患者不宜多食。

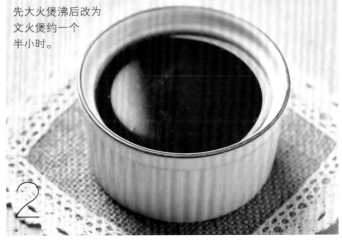
先大火煲沸后改为文火煲约一个半小时。

糖尿病并发高血压

发病症状

　　早期一般没有明显症状，有时可能会有头痛、头晕、眼花或失眠等高血压症状；时间久了血压会持续升高，并可能出现心、肾等人体重要器官受损。

向大夫治疗方法

　　1. 调节患者情绪。当糖尿病患者情绪激动时，容易引起血压升高，患者本身应控制自己的情绪，尽量转移注意力；患者家人也应该多与患者交流，平复患者情绪。

　　2. 适当运动。糖尿病并发高血压患者可参加慢跑、散步、太极拳及五禽戏等平缓的运动。

　　3. 食疗控血压。吃些降压食物，也可以常用降压茶代茶饮，辅助控制血压平衡。另外，糖尿病并发高血压患者也要注意控制饮食，饮食宜清淡，常吃富含钙质的食物，并控制主食量。

推荐食物
Recommendation

食物种类
Types of food

推荐食物

果蔬类

柑橘、苹果、胡萝卜、芹菜、菠菜、荠菜、茼蒿、茭白、番茄、木瓜

谷豆类

玉米、燕麦、黄豆、绿豆、红豆

肉蛋奶类

瘦肉、脱脂牛奶

水产、菌藻类

海蜇、海参、青鱼、带鱼、鲫鱼、银耳、木耳、海带、香菇

中药、饮品类

刺五加、葛根、夏枯草、菊花茶、金银花茶、绿茶、枸杞子茶、玉米须茶

其他类

花生油、黄豆油、菜子油、橄榄油、大蒜

推荐食谱

1 无花果枸杞子茶　总热量 80 千卡

材料：无花果 15 克，枸杞子 10 克。

做法：无花果洗净切小块，枸杞子洗净，开水冲泡。

功效：滋补肝肾、益精明目。

2 绿豆海带粥　总热量 316 千卡

材料：绿豆、红豆各 50 克，海带 20 克。

做法：绿豆、红豆洗净浸泡 2 小时，海带洗净切小条，一同放入锅中煮烂即可。

功效：清热行水、益气止渴。

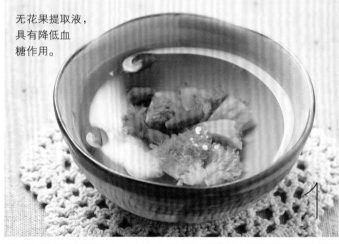

无花果提取液，具有降低血糖作用。

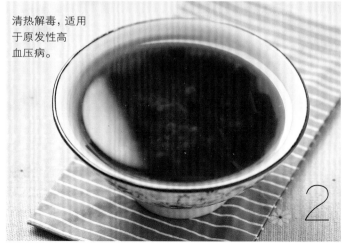

清热解毒，适用于原发性高血压病。

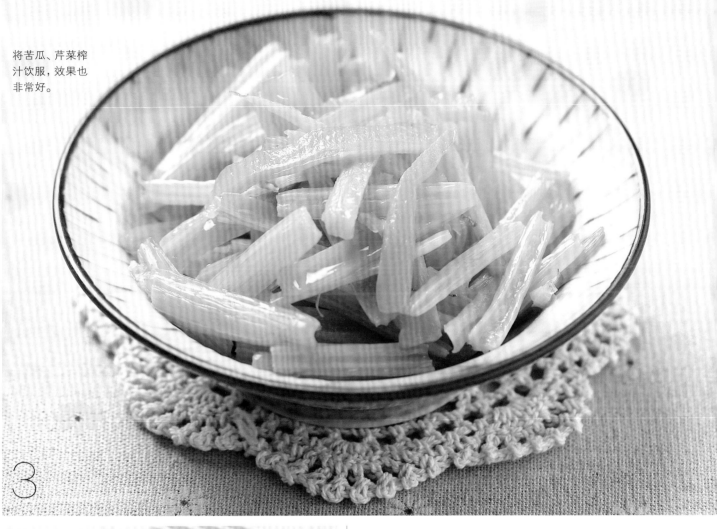

将苦瓜、芹菜榨汁饮服，效果也非常好。

3

荠菜具有降压降脂、防癌抗癌的功效。

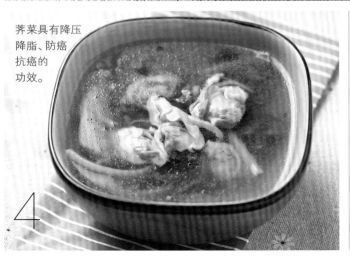

4

3 苦瓜炒芹菜　总热量 31 千卡

材料：苦瓜、芹菜各 100 克，油、盐各适量。

做法：苦瓜切丝，先用开水浸泡片刻以去苦味，芹菜切段，两者放入油锅烧炒至九成熟，出锅，加盐即可。

功效：降压降糖、利尿凉血。

4 花蛤荠菜汤　总热量 32 千卡

材料：花蛤、荠菜各 30 克，盐、姜片各适量。

做法：花蛤洗净，加水、姜片煮汤，待煮熟放入荠菜，煮至菜熟，加盐调味即可。

功效：补肝肾、益精血、和脾利水。

糖尿病并发血脂异常

发病症状

轻度高血脂通常没有任何不舒服的感觉；较重的会出现头晕目眩、头痛、胸闷、气短、心慌、胸痛、乏力、口角㖞斜、不能说话、肢体麻木等症状，最终会导致冠心病、脑中风等严重疾病，并出现相应症状。

向大夫治疗方法

1. 口服降糖药和注射胰岛素双管齐下，血脂异常可得到迅速缓解，必要时服用调脂药物。

2. 合理进食，加上适合的运动对降低血脂有一定的作用。运动宜采取循序渐进的方式，不应操之过急，可选择有氧运动，如散步、慢跑、打太极拳等。

3. 膳食控制及合理调配是最重要的防治该症的措施之一，通过限制膳食胆固醇和动物性脂肪摄入，增加膳食纤维量，适当食用一些具有降血脂作用的食物，如山楂、洋葱和魔芋等，可起到辅助治疗作用。

推荐食物
Recommendation

食物种类
Types of food

推荐食物

果蔬类

山楂、木瓜、火龙果、苹果、猕猴桃、芹菜、甜椒、黄瓜、南瓜、石花菜、菜花、莴笋、魔芋、洋葱、马齿苋

谷豆类

燕麦、莜麦、红豆、豆浆

肉蛋奶类

鸽肉、瘦肉、蛋清、脱脂牛奶

水产、菌藻类

带鱼、金枪鱼、沙丁鱼、木耳、银耳、香菇、草菇、鸡腿菇、海带

中药、饮品类

枸杞子、葛根、淡绿茶

其他类

植物油、大蒜

推荐食谱

1 银耳百合汤　总热量 109 千卡

材料：干银耳、百合各 30 克。
做法：银耳泡发撕成小朵，百合洗净，放入锅中同煮 30 分钟即可。
功效：补脾开胃、益气清肠。

2 葛根大米粥　总热量 909 千卡

材料：葛根 120 克，大米 200 克。
做法：将葛根磨细粉，与大米一起煮成稀粥，供早、晚餐食用。
功效：健脾、降脂，用于糖尿病性高脂血症。

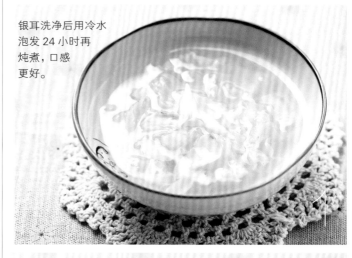

银耳洗净后用冷水泡发 24 小时再炖煮，口感更好。

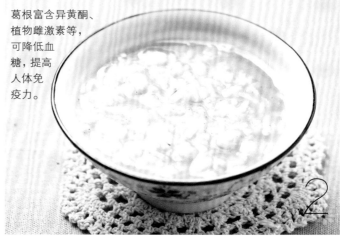

葛根富含异黄酮、植物雌激素等，可降低血糖，提高人体免疫力。

糖尿病并发眼部疾病

发病症状

患者会出现白内障、玻璃体积血、青光眼、屈光改变及眼肌神经损伤等症状。而糖尿病性视网膜病变，是严重的并发症之一，晚期常可致盲。

向大夫治疗方法

1. 积极治疗糖尿病，把血糖控制在理想的范围内，再通过手术根治糖尿病并发白内障，切除已经成熟的晶状体，患者视力可以有很大改善。

2. 该并发症患者在饮食上应严格控制每天摄入的总热量，多吃富含维生素 C 的新鲜蔬菜，如胡萝卜、黄瓜、番茄等，还要多吃含钙多的食品，如骨头汤、牛奶等。此外，可以饮用能明目的决明子茶、枸杞子茶、菊花茶等。切忌饮酒和食用辛辣之物。

推荐食物
Recommendation

食物种类
Types of food

推荐食物

果蔬类

柚子、草莓、山楂、柠檬、苹果、猕猴桃、胡萝卜、南瓜、豌豆苗、荠菜、番茄、菠菜、大白菜、白萝卜、生菜、黄花菜、圆白菜

谷豆类

玉米、荞麦、黑豆、黄豆、豆浆

肉蛋奶类

鸽肉、瘦肉、牛奶

水产、菌藻类

黄鳝、牡蛎、青鱼、沙丁鱼、泥鳅、鳕鱼、银耳、松茸、木耳

中药、饮品类

枸杞子、芡实、茯苓、菊花茶

其他类

醋、香油、黄豆油、玉米油、花生油

推荐食谱

1 玉米胡萝卜粥　总热量 351 千卡

材料：玉米粒、胡萝卜各 30 克，大米 90 克，盐、高汤各适量。

做法：胡萝卜切丁；玉米粒、胡萝卜丁与大米同煮；粥滚开后加盐调味，并加入高汤同煮至熟即可。

功效：降压、强心、抗炎、抗过敏和增强视力。

2 明目菊花茶　总热量 74 千卡

材料：菊花 20 克，枸杞子 10 克。

做法：将菊花和枸杞子洗净，沸水冲泡即可。

功效：补肾清肝、清热明目。

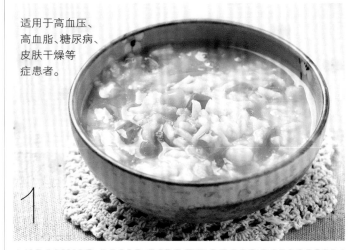

适用于高血压、高血脂、糖尿病、皮肤干燥等症患者。

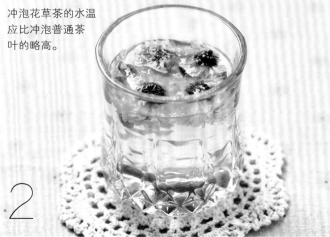

冲泡花草茶的水温应比冲泡普通茶叶的略高。

糖尿病神经病变

发病症状

糖尿病神经病变包括脑神经、感觉神经、运动神经以及自主神经病变 4 种。

脑神经病变表现为眼睑抬不起来、眼球活动障碍、重影、听力下降、口眼㖞斜；感觉神经病变表现为末梢神经炎、肢体疼痛、麻木，感觉异常，有烧灼感、蚁走感等；运动神经病变表现为血管神经性病变、全身无力、肌肉萎缩、肢体疼痛等；自主神经病变表现为头面部和躯干大汗，四肢汗不多，体位性低血压，另外不少病人出现排尿障碍等症状。

向大夫治疗方法

1. 控制好糖尿病，以延缓糖尿病神经病变的进展。

2. 使用较大剂量的维生素，如 B 族维生素、维生素 C 和维生素 E，对控制或延缓糖尿病神经病变的发展会有帮助。

3. 使用改善微循环的血管活性物质，在这一方面，中医中药可以发挥较大的作用。

4. 对症治疗，尽量减轻糖尿病神经病变给病人带来的痛苦。包括缓解疼痛、减轻麻木、避免体位性低血压、调节大小便、治疗阳痿等。

推荐食物
Recommendation

食物种类
Types of food

推荐食物

果蔬类

菠萝、柚子、橙子、苹果、大白菜、芹菜、白萝卜、油菜、胡萝卜、番茄、黄瓜、冬瓜、菠菜、马齿苋

谷豆类

玉米、燕麦、黑米、豌豆、绿豆

肉蛋奶类

鹌鹑、鸽肉、鸡肉、牛奶、酸奶

水产、菌藻类

鲫鱼、海蜇、三文鱼、金枪鱼、海带、银耳、木耳、香菇

中药、饮品类

绿茶、芡实、莲子、黄芪、桂枝、川芎

其他类

西瓜皮、生姜、核桃、橄榄油、香油

推荐食谱

1 小麦黑豆夜交藤汤　总热量 257 千卡

材料：小麦 45 克，黑豆 30 克，夜交藤 10 克。

做法：上述材料同放锅中，加水适量煎煮成汤，去渣饮汤。

功效：滋养心肾、安神。

2 猪肚升芪汤　总热量 572 千卡

材料：猪肚 500 克，黄芪 30 克，升麻 20 克，枳壳 50 克，盐适量。

做法：猪肚洗净，切条；所有材料入锅中煮至熟烂，加盐即可。

功效：补中益气、升阳健脾。

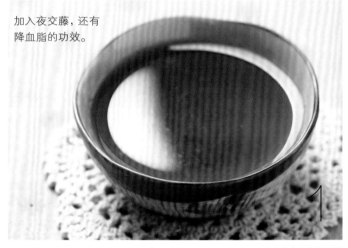

加入夜交藤，还有降血脂的功效。

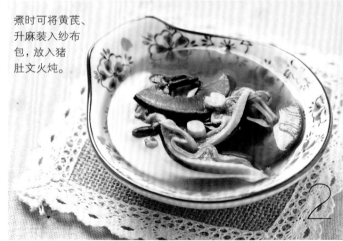

煮时可将黄芪、升麻装入纱布包，放入猪肚文火炖。

糖尿病消化系统病变

发病症状

腹泻或便秘，或腹泻与便秘交替出现。腹泻多数是间歇性的，少数是连续的，多在白昼腹泻，只有少数患者在夜间腹泻。有些患者还伴有自主神经功能异常的其他表现，如小便失禁、阳痿、多汗等。

向大夫治疗方法

饮食上宜采用少油、少渣、高蛋白、高维生素、半流质或软质食物。少食多餐，每天 4~6 餐。根据患者腹泻情况，酌情补充热量。排便次数正常后，短期内不宜食用生拌蔬菜及含膳食纤维多的蔬菜。

推荐食物　食物种类
Recommendation　Types of food

推荐食物

果蔬类

石榴、苹果、杨梅、山楂、冬瓜、黄瓜、青椒、韭菜、苋菜、油菜、芹菜、菠菜、山药、圆白菜、黄豆芽、红薯

谷豆类

燕麦、荞麦、薏米、大米、豇豆、扁豆、土豆、玉米

肉蛋奶类

羊骨、鸡肉、鸡蛋、牛肉

水产、菌藻类

鲫鱼、鲈鱼

中药、饮品类

人参、党参、芡实、绿茶

其他类

生姜、板栗、莲子

推荐食谱

1 菠菜粥　总热量 370 千卡

材料：新鲜菠菜、大米各 100 克。

做法：先将菠菜洗净，放滚水中烫半熟，取出切碎；大米成粥后，将菠菜放入，拌匀，煮沸即成。

功效：养血止血、敛阴润燥、通利肠胃。

2 腰果百合炒芹菜　总热量 309 千卡

材料：芹菜 150 克，腰果 20 粒，鲜百合 15 克，油、葱、盐各适量。

做法：芹菜洗净去老丝，切段；百合洗净，掰开；葱切葱花。将芹菜段焯水捞出，将百合也焯水捞出过凉水。锅中放油，煸香葱花，加入芹菜、百合、腰果，翻炒片刻，加盐调味即可。

功效：补脑养血、补肾健脾。

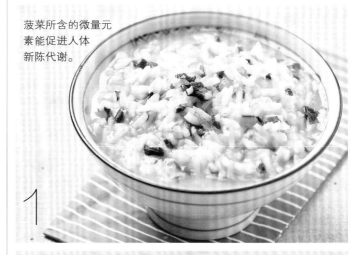

菠菜所含的微量元素能促进人体新陈代谢。

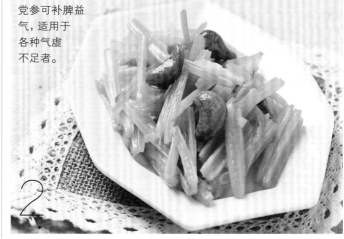

党参可补脾益气，适用于各种气虚不足者。

糖尿病与骨及关节病变

发病症状

　　糖尿病病人可能伴发骨关节病变，包括脊椎骨质增生、关节周围炎、骨性关节炎、骨质疏松和夏科式关节等，而且比一般人要重，也有些其他的骨及关节病变属于糖尿病慢性并发症。本病多见于老年性糖尿病患者。常表现为腰、背、髋部骨骼疼痛或持续肌肉疼痛及骨折。

向大夫治疗方法

　　1. 饮食上应多摄取富含钙质和维生素 D 的食物，维持食物摄入的钙磷比例。

　　2. 注意局部护理，包括避免患肢过度负重，或者穿特制的鞋来保护患肢，必要时进行关节固定手术。

推荐食物
Recommendation

食物种类
Types of food

推荐食物

果蔬类

柚子、西瓜、柠檬、桑葚、南瓜、白萝卜、大白菜、圆白菜、胡萝卜、芹菜、番茄、苋菜、油菜

谷豆类

燕麦、玉米、豇豆、豆腐、红薯

肉蛋奶类

瘦肉、乌鸡、鸡蛋、脱脂牛奶、无糖酸奶

水产、菌藻类

牡蛎、三文鱼、带鱼、虾皮、香菇、鸡腿菇、口蘑、海带、银耳、裙带菜

中药、饮品类

芡实、红茶

其他类

板栗、珍珠粉、杏仁、麦芽、白瓜子、黑芝麻

推荐食谱

1 桑葚粥　总热量 252 千卡

材料：桑葚 20 克，大米 70 克。

做法：先将桑葚浸泡片刻后与大米同煮粥，供晚餐食用。

功效：滋阴补血、生津止渴，用于肝肾阴虚型糖尿病并发骨质疏松症者。

2 黄芪虾皮汤　总热量 92 千卡

材料：黄芪 20 克，虾皮 50 克，葱、姜、盐各适量。

做法：先将黄芪切片，入锅，加水适量，煎煮 40 分钟，去渣，取汁，兑入洗净的虾皮，加水及葱、姜、盐等调味品，煨炖 20 分钟即成。佐餐当汤服食。

功效：补益脾肾、补充钙质、抗骨质疏松。

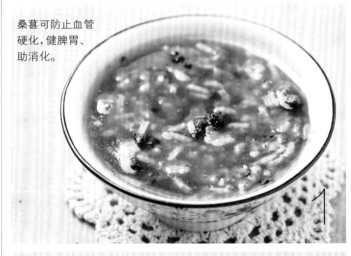

桑葚可防止血管硬化，健脾胃、助消化。

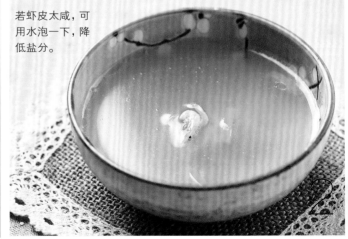

若虾皮太咸，可用水泡一下，降低盐分。

糖尿病与皮肤病变

发病症状

发病轻者痒，但如果搔抓过度，致皮肤破溃，则易造成感染，加上糖尿病患者肢端血液循环不畅，可出现溃烂、坏疽，导致败血症等，严重者需截肢。

向大夫治疗方法

1. 在积极控制血糖的基础上，注意皮肤的清洁，皮肤瘙痒时不要使劲抓挠，以免皮肤破损，导致皮肤感染而难以治愈。

2. 当糖尿病得到控制时皮肤瘙痒症很容易痊愈，但对症止痒、合理饮食调养等辅助治疗，仍为不能忽视的措施。提倡清淡饮食，宜多吃新鲜蔬菜及高纤维食物，通过改善肠道功能而消除便秘，有助改善或消除瘙痒。

推荐食物
Recommendation

食物种类
Types of food

推荐食物

果蔬类

柚子、橙子、苹果、菠萝、青椒、大白菜、芹菜、白萝卜、油菜、胡萝卜、番茄、黄瓜、冬瓜、菠菜、马齿苋

谷豆类

糙米、玉米、燕麦、黑米、豌豆、绿豆、黑豆

肉蛋奶类

猪血、酸奶、脱脂牛奶

水产、菌藻类

海带、银耳、木耳、香菇

中药、饮品类

绿茶、黄芪、桂枝

其他类

西瓜皮、生姜、核桃

推荐食谱

1 海带排骨枸杞子汤　总热量 570 千卡

材料：海带 50 克，猪排骨 200 克，枸杞子 10 克，盐适量。

做法：将海带洗净，猪排骨洗净切块，加入枸杞子，一并加适量水煮烂熟，以盐调味。分 2 次，1 天食完，隔日 1 剂。

功效：益肾润燥、止痒，用于糖尿病并发皮肤瘙痒症，属肾虚者。

2 蒲公英金银花粥　总热量 292 千卡

材料：蒲公英 60 克，金银花 30 克，大米 50 克。

做法：蒲公英、金银花洗净加水煎煮 30 分钟，滤渣取汁，和大米同煮成粥。

功效：清热解毒、抗炎、补虚疗风。

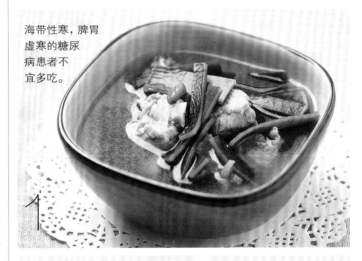

海带性寒，脾胃虚寒的糖尿病患者不宜多吃。

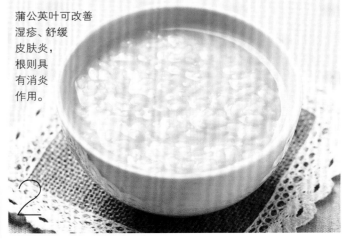

蒲公英叶可改善湿疹、舒缓皮肤炎，根则具有消炎作用。

糖尿病与口腔病变

发病症状

口腔黏膜干燥，常有口干、口渴，唇红部可见爆裂。齿龈、舌黏膜的糜烂及小溃疡、疼痛，容易发生感染性口炎、口腔白色念珠菌病；龋齿；牙槽骨吸收、牙齿松动脱落，随患者年龄增高而更为普遍。牙龈炎、牙周炎；进展的龋齿根尖炎及齿龈炎向多颗牙齿蔓延，引起发热、疼痛、肿胀及吞咽疼痛等症状。

向大夫治疗方法

1. 控制好血糖，同时要注意个人口腔卫生，早晚刷牙，饭后漱口，还可以对牙龈进行按摩。

2. 定期到口腔科进行检查，由医生根据情况进行针对性治疗，如补牙，清洁牙石、冲洗牙周等，有助于口腔健康。

3. 当牙周损害严重，不易治愈而且影响到健康邻牙时，要听从医生建议及早拔除。拔牙也应控制好血糖，以防发生感染，伤口不易愈合。

推荐食物
Recommendation

食物种类
Types of food

推荐食物

果蔬类

橙子、苹果、菠萝、大白菜、芹菜、白萝卜、油菜、胡萝卜、番茄、黄瓜、冬瓜、菠菜

谷豆类

糙米、玉米、燕麦、绿豆、黑豆

肉蛋奶类

鸡肉、鹌鹑、鸡蛋清、脱脂牛奶

水产、菌藻类

鲤鱼、金枪鱼、鳕鱼、香菇、猴头菇、木耳、银耳、紫菜、海带

中药、饮品类

桃仁、葛根、玉竹、灵芝、枸杞子

其他类

植物油、大蒜、板栗、莲子、核桃

推荐食谱

1 两冬粥　总热量 398 千卡

材料： 麦冬、天冬各 50 克，大米 100 克。

做法： 将麦冬、天冬洗净切碎，同大米加水适量煮粥，每天 1 次。

功效： 养阴生津、润肺清心。

2 首乌银耳粥　总热量 242 千卡

材料： 银耳 15 克，制首乌 15 克，花生衣 3 克，大米 60 克。

做法： 银耳泡发；制首乌加水煎煮 2 次，取 2 次药汁混合；用首乌液和银耳、花生衣、大米同煮粥食。每天 1 剂，连服数剂。

功效： 补益精血、乌须发、强筋骨、补肝肾。

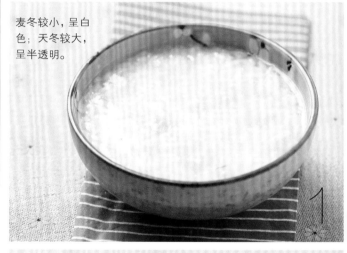

麦冬较小，呈白色；天冬较大，呈半透明。

1

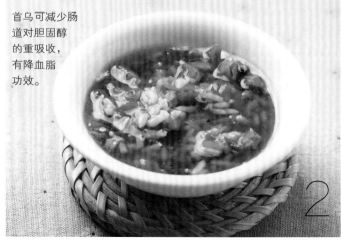

首乌可减少肠道对胆固醇的重吸收，有降血脂功效。

2

糖尿病并发性功能障碍

发病症状

男性持续或反复发生阴茎不能达到或维持勃起以完成性交，可表现为获得勃起的能力不一致，仅能维持短暂勃起的趋向或完全不能勃起。

向大夫治疗方法

1. 心理治疗：糖尿病患者心理压力过大也是导致阳痿的重要原因之一，心理治疗可使患者重新获得自信。

2. 纠正代谢紊乱，防治神经及血管病变：要严格控制血糖、血脂、血压等危险因素，特别是要把血糖控制在理想水平。

3. 药物治疗：糖尿病阳痿大多与动脉硬化导致血管狭窄有关，治疗药物可以选择枸橼酸西地那非。

4. 还有一些其他原因可以引起阳痿，如性腺内分泌功能障碍、神经病变等。此时需根据不同情况给予相应的治疗，如性激素替代治疗、神经营养治疗等。

推荐食物 Recommendation

食物种类 Types of food

推荐食物

果蔬类

苹果、橘子、花生、核桃、白菜、萝卜、黄瓜、马铃薯

谷豆类

银耳、黄豆、豆腐

肉蛋奶类

瘦肉、动物肝脏、牛排、羊排

水产、菌藻类

鲫鱼、鲤鱼、鲈鱼、牡蛎

中药、饮品类

熟地、桑葚、人参、枸杞子、杜仲

其他类

芝麻、橄榄油、香油

推荐食谱

1 韭菜炒鸡蛋 总热量 128 千卡

材料：韭菜 200 克，鸡蛋 1 个，盐适量。

做法：韭菜洗净切段，鸡蛋打碎。锅内倒适量油烧热，炒鸡蛋盛出。锅内倒油，炒韭菜，再将鸡蛋入锅，放盐继续翻炒片刻，出锅即成。

功效：健脾益肾、益精壮阳。

2 枸杞子羊肉粥 总热量 737 千卡

材料：枸杞子 50 克，羊肾 1 只，羊肉 100 克，葱白 2 段，大米 100 克，盐少许。

做法：将羊肾切细丝；羊肉切碎，枸杞煎汁，同羊肾、羊肉、葱白、大米一起煮粥。

功效：滋肾阳、补肾气、壮元阳。

阴虚体质糖尿病患者不宜过多食用韭菜。

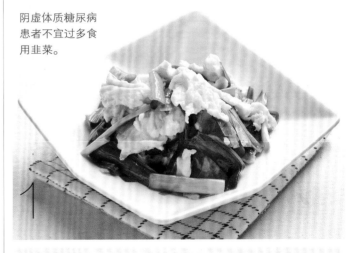

加入枸杞子，有助于降低血糖及尿糖。

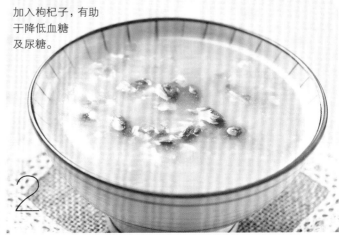

附录
食物血糖生成指数（GI）表

（续表）

食品种类	GI
混合膳食	
1　猪肉炖粉条	16.7
2　饺子（三鲜）	28
米饭＋菜	
3　米饭＋鱼	37
4　米饭＋芹菜＋猪肉	57.1
5　米饭＋蒜苗	57.9
6　米饭＋蒜苗＋鸡蛋	68
7　米饭＋猪肉	73.3
8　硬质小麦粉肉馅馄饨	39
9　包子（芹菜猪肉）	39.1
面食＋菜	
10　馒头＋芹菜炒鸡蛋	48.6
11　馒头＋酱牛肉	49.4
12　馒头＋黄油	68
13　饼＋鸡蛋炒木耳	48.4
14　玉米面＋人造黄油（煮）	69
15　牛肉面	88.6
谷类杂粮及其制品	
大麦	
16　整粒大麦（煮）	25
17　大麦粉（煮）	66
18　整粒黑麦（煮）	34
19　整粒小麦（煮）	41
20　荞麦方便面	53.2
21　荞麦（煮）	54
22　荞麦面条	59.3
23　荞麦面馒头	66.7

食品种类	GI
玉米	
24　玉米（甜，煮）	55
25　（粗磨）玉米糁（煮）	68
26　二合面窝头	64.9
米饭	
27　黑米饭	55
28　大米饭（煮1分钟）	46
29　大米饭（煮6分钟）	87
半熟大米	
30　含直链淀粉低的半熟大米（煮，黏米类）	50
31　含直链淀粉低的半熟大米（煮）	87
白大米	
32　含直链淀粉高的白大米	59
33　含直链淀粉低的白大米（煮，黏米类）	88
34　大米饭	83.2
35　小米饭（煮）	71
36　糙米饭（煮）	87
37　糯米饭	87
面条	
38　强化蛋白质的意大利式细面条	27
39　意大利式全麦粉细面条	37
40　白的意大利式细面条（煮15~20分钟）	41
41　意大利式硬质小麦细面条（煮12~20分钟）	55
42　线面条（通心面粉，实心，约1.5毫米）	35
43　通心面（管状，粗）	45
44　粗的硬质小麦扁面条	46
45　加鸡蛋的硬质小麦扁面条	49
46　细的硬质小麦扁面条（挂面）	55
47　面条（一般的小麦面条）	81.6

（续表）

食品种类		GI
	大麦面包	
48	75%~80%大麦粒面包	34
49	50%大麦粒面包	46
50	80%~100%大麦粉面包	66
51	混合谷物面包	45
52	含有水果干的小麦面包	47
53	50%~80%碎小麦粒面包	52
54	粗面粉面包	64
55	汉堡包	61
56	新月形面包	67
57	白高纤维小麦面包	68
58	全麦粉面包	69
59	高纤维的小麦面包	68
60	去面筋的小麦面包	70
61	棍子面包	90
62	白面包	87.9
63	45%~50%燕麦麸面包	47
64	80%燕麦粒面包	65
65	黑麦粒面包	50
66	黑麦粉面包	65
	熟食早餐	
67	稻麸	19
68	全麦维	42
69	燕麦麸	55
70	小麦片	69
	玉米片	
71	高纤维玉米片	74
72	玉米片	78.5
73	可可米	77
74	卜卜米	88
	粥	
75	玉米面粥	50.9
76	黑米粥	42.3

（续表）

食品种类		GI
77	玉米糁粥	51.8
78	黑五类粥	57.9
79	小米粥	61.5
80	大米糯米粥	65.3
81	大米粥	69.4
82	即食羹	69.4
83	桂格燕麦片	83
	面点	
84	爆玉米花	55
85	酥皮糕点	59
86	比萨饼（含乳酪）	60
87	蒸粗麦粉	65
88	油条	74.9
89	烙饼	79.6
90	馒头（富强粉）	88.1
豆类		
	大豆	
91	大豆罐头	14
92	大豆（浸泡，煮）	18
	蚕豆	
93	五香蚕豆	16.9
94	蚕豆	79
	扁豆	
95	扁豆	38
96	红小扁豆	26
97	绿小扁豆	30
98	小扁豆汤罐头	44
99	绿小扁豆罐头	52
	豆腐	
100	冻豆腐	22.3
101	豆腐干	23.7
102	炖鲜豆腐	31.9

（续表）

食品种类		GI
四季豆		
103	四季豆	64
104	高压处理的四季豆	34
105	四季豆罐头	52
绿豆		
106	绿豆	27.2
107	绿豆挂面	33.4
利马豆		
108	利马豆＋5克蔗糖	30
109	利马豆（棉豆）	31
110	利马豆＋10克蔗糖	31
111	冷冻嫩利马豆	32
112	利马豆＋15克蔗糖	54
113	粉丝汤	31.6
114	干黄豌豆	32
115	裂荚的老豌豆汤	60
116	嫩豌豆汤罐头	66
鹰嘴豆		
117	鹰嘴豆	33
118	咖喱鹰嘴豆罐头	41
119	鹰嘴豆罐头	42
青刀豆		
120	青刀豆	39
121	青刀豆罐头	45
其他豆类		
122	黑眼豆	42
123	罗马诺豆	46
124	黑豆汤	64
125	大豆挂面	66.6
根茎类食品		
土豆		
126	土豆粉条	13.6

（续表）

食品种类		GI
127	甜土豆（白薯、红薯）	54
128	油炸土豆片	60.3
129	用微波炉烤的土豆	82
130	鲜土豆	62
131	煮土豆	66.4
132	土豆泥	73
133	土豆（马铃薯）方便食品	83
134	无油脂烧烤土豆	85
其他根茎类食品		
135	雪魔芋	17
136	藕粉	32.6
137	苕粉	34.5
138	芋头	47.7
139	山药	51
140	甜菜	64
141	胡萝卜	71
142	煮红薯	76.7
牛奶食品		
奶粉		
143	低脂奶粉	11.9
144	降糖奶粉	26
145	老年奶粉	40.8
146	克糖奶粉	47.6
低脂酸乳酪		
147	低脂酸乳酪（加人工甜味剂）	14
148	低脂酸乳酪（加水果和糖）	33
其他奶制品		
149	一般的酸乳酪	36
150	酸奶（加糖）	48
牛奶		
151	牛奶（加人工甜味剂和巧克力）	24
152	全脂牛奶	27
153	牛奶	27.6
154	脱脂牛奶	32
155	牛奶（加糖和巧克力）	34

（续表）

食品种类		GI
156	牛奶蛋糕（牛奶＋淀粉＋糖）	43
	冰淇淋	
157	低脂冰淇淋	50
158	冰淇淋	61
	饼干	
159	达能牛奶香脆	39.3
160	达能闲趣饼干	47.1
161	燕麦粗粉饼干	55
162	油酥脆饼	64
163	高纤维黑麦薄脆饼干	65
164	营养饼	65.7
165	竹芋粉饼干	66
166	小麦饼干	70
167	苏打饼干	72
168	华夫饼干	76
169	香草华夫饼干	77
170	格雷厄姆华夫饼干	74
171	膨化薄脆饼干	81
172	米饼	82
水果及其制品		
173	樱桃	22
174	李子	24
175	柚子	25
	桃	
176	鲜桃	28
177	天然果汁桃罐头	30
178	糖浓度低的桃罐头	52
179	糖浓度高的桃罐头	58
	香蕉	
180	生香蕉	30
181	熟香蕉	52
	杏	
182	杏干	31
183	淡味果汁杏罐头	64
	其他水果类	
184	梨	36
185	苹果	36

（续表）

食品种类		GI
186	橘子	43
187	猕猴桃	52
188	芒果	55
189	巴婆果	58
190	麝香瓜	65
191	菠萝	66
192	西瓜	72
	果汁饮料	
193	水蜜桃汁	32.7
194	苹果汁	41
195	巴梨汁罐头	44
196	未加糖的菠萝汁	46
197	未加糖的柚子果汁	48
198	橘子汁	57
	碳酸饮料	
199	可乐	40.3
200	芬达软饮料	68
糖及其他		
	糖	
201	果糖	23
202	乳糖	46
203	蔗糖	65
204	蜂蜜	73
205	绵白糖	83.8
206	葡萄糖	100
207	麦芽糖	105
	其他	
208	花生	14
209	番茄汤	38
210	巧克力	49
211	南瓜	75
212	胶质软糖	80

同类食物营养素含量对比参考范围

水果类 （以每100克可食部计）

营养素	低	中	高
热量	≤ 55 千卡	>55 千卡，≤ 72 千卡	>72 千卡
蛋白质	≤ 0.7 克	>0.7 克，≤ 1.5 克	>1.5 克
脂肪	≤ 0.6 克	>0.6 克，≤ 1.2 克	>1.2 克
碳水化合物	≤ 13.7 克	>13.7 克，≤ 30.5 克	>30.5 克
膳食纤维（不溶性）	≤ 1 克	>1 克，≤ 2.8 克	>2.8 克
水分	≤ 30 克	>30 克，≤ 85 克	>85 克
胡萝卜素	≤ 65 微克	>65 微克，≤ 210 微克	>210 微克
维生素B_1	≤ 0.02 毫克	>0.02 毫克，≤ 0.03 毫克	>0.03 毫克
维生素B_2	≤ 0.02 毫克	>0.02 毫克，≤ 0.04 毫克	>0.04 毫克
维生素C	≤ 9 毫克	>9 毫克，≤ 25 毫克	>25 毫克
维生素E	≤ 0.78 毫克	>0.78 毫克，≤ 1.58 毫克	>1.58 毫克
钙	≤ 20 毫克	>20 毫克，≤ 42 毫克	>42 毫克
磷	≤ 20 毫克	>20 毫克，≤ 41 毫克	>41 毫克
钾	≤ 100 毫克	>100 毫克，≤ 169 毫克	>169 毫克
钠	≤ 2 毫克	>2 毫克，≤ 8 毫克	>8 毫克
镁	≤ 14 毫克	>14 毫克，≤ 43 毫克	>43 毫克
铁	≤ 0.3 毫克	>0.3 毫克，≤ 0.8 毫克	>0.8 毫克
锌	≤ 0.2 毫克	>0.2 毫克，≤ 0.4 毫克	>0.4 毫克
硒	≤ 0.4 微克	>0.4 微克，≤ 1 微克	>1 微克
锰	≤ 0.2 毫克	>0.2 毫克，≤ 0.39 毫克	>0.39 毫克

主食类

（以每100克可食部计）

营养素	低	中	高
热量	≤ 300 千卡	>300 千卡，≤ 400 千卡	>400 千卡
蛋白质	≤ 7 克	>7 克，≤ 10 克	>10 克
脂肪	≤ 3 克	>3 克，≤ 10 克	>10 克
碳水化合物	≤ 30 克	>30 克，≤ 70 克	>70 克
膳食纤维（不溶性）	≤ 1.8 克	>1.8 克，≤ 10 克	>10 克
维生素B$_1$	≤ 0.15 毫克	>0.15 毫克，≤ 0.28 毫克	>0.28 毫克
维生素B$_2$	≤ 0.09 毫克	>0.09 毫克，≤ 0.2 毫克	>0.2 毫克
钙	≤ 30 毫克	>30 毫克，≤ 50 毫克	>50 毫克
磷	≤ 98 毫克	>98 毫克，≤ 217 毫克	>217 毫克
钾	≤ 103 毫克	>103 毫克，≤ 300 毫克	>300 毫克
镁	≤ 30 毫克	>30 毫克，≤ 96 毫克	>96 毫克
铁	≤ 2 毫克	>2 毫克，≤ 10 毫克	>10 毫克
锌	≤ 2 毫克	>2 毫克，≤ 2.5 毫克	>2.5 毫克
硒	≤ 3 微克	>3 微克，≤ 6 微克	>6 微克
锰	≤ 1 毫克	>1 毫克，≤ 2 毫克	>2 毫克

蔬菜类

（以每100克可食部计）

营养素	低	中	高
热量	≤ 100 千卡	>100 千卡，≤ 200 千卡	>200 千卡
蛋白质	≤ 3 克	>3 克，≤ 9.8 克	>9.8 克
脂肪	≤ 1 克	>1 克，≤ 1.8 克	>1.8 克
碳水化合物	≤ 10 克	>10 克，≤ 30 克	>30 克
膳食纤维（不溶性）	≤ 1 克	>1 克，≤ 6.4 克	>6.4 克

（续表）

营养素	低	中	高
水分	≤ 56 克	>56 克，≤ 88 克	>88 克
维生素A	≤ 100 微克	>100 微克，≤ 200 微克	>200 微克
维生素C	≤ 18 毫克	>18 毫克，≤ 42 毫克	>42 毫克
胡萝卜素	≤ 100 微克	>100 微克，≤ 1000 微克	>1000 微克
维生素B$_1$	≤ 0.02 毫克	>0.02 毫克，≤ 0.1 毫克	>0.1 毫克
维生素B$_2$	≤ 0.02 毫克	>0.02 毫克，≤ 0.09 毫克	>0.09 毫克
维生素E	≤ 1 毫克	>1 毫克，≤ 10 毫克	>10 毫克
钙	≤ 30 毫克	>30 毫克，≤ 100 毫克	>100 毫克
磷	≤ 20 毫克	>20 毫克，≤ 100 毫克	>100 毫克
钾	≤ 150 毫克	>150 毫克，≤ 550 毫克	>550 毫克
镁	≤ 10 毫克	>10 毫克，≤ 100 毫克	>100 毫克
铁	≤ 1 毫克	>1 毫克，≤ 8.5 毫克	>8.5 毫克
锌	≤ 0.3 毫克	>0.3 毫克，≤ 1 毫克	>1 毫克
硒	≤ 0.46 微克	>0.46 微克，≤ 2 微克	>2 微克
锰	≤ 0.1 毫克	>0.1 毫克，≤ 0.8 毫克	>0.8 毫克

肉类　　　　　　　　　　　　　　　　　　　（以每100克可食部计）

营养素	低	中	高
热量	≤ 140 千卡	>140 千卡，≤ 240 千卡	>240 千卡
蛋白质	≤ 16 克	>16 克，≤ 18 克	>18 克
脂肪	≤ 10 克	>10 克，≤ 20 克	>20 克
碳水化合物	≤ 6 克	>6 克，≤ 8 克	>8 克
胆固醇	≤ 129 毫克	>129 毫克，≤ 210 毫克	>210 毫克
维生素A	≤ 489 微克	>489 微克，≤ 600 微克	>600 微克
维生素B$_1$	≤ 0.15 毫克	>0.15 毫克，≤ 0.2 毫克	>0.2 毫克
维生素B$_2$	≤ 0.2 毫克	>0.2 毫克，≤ 0.3 毫克	>0.3 毫克
维生素E	≤ 1 毫克	>1 毫克，≤ 3 毫克	>3 毫克
钙	≤ 40 毫克	>40 毫克，≤ 50 毫克	>50 毫克
磷	≤ 165 毫克	>165 毫克，≤ 249 毫克	>249 毫克

（续表）

营养素	低	中	高
钾	≤ 212 毫克	>212 毫克，≤ 276 毫克	>276 毫克
硒	≤ 9.1 微克	>9.1 微克，≤ 13 微克	>13 微克
镁	≤ 18 毫克	>18 毫克，≤ 22 毫克	>22 毫克
铁	≤ 2.4 毫克	>2.4 毫克，≤ 4 毫克	>4 毫克
锌	≤ 2 毫克	>2 毫克，≤ 3 毫克	>3 毫克

水产类　　　　　　　　　　　　　　　　　　　　（以每100克可食部计）

营养素	低	中	高
热量	≤ 78 千卡	>78 千卡，≤ 148 千卡	>148 千卡
蛋白质	≤ 16 克	>16 克，≤ 30 克	>30 克
脂肪	≤ 3 克	>3 克，≤ 5.1 克	>5.1 克
碳水化合物	≤ 3.8 克	>3.8 克，≤ 5 克	>5 克
胆固醇	≤ 130 毫克	>130 毫克，≤ 248 毫克	>248 毫克
维生素A	≤ 39 微克	>39 微克，≤ 50 微克	>50 微克
维生素B_1	≤ 0.03 毫克	>0.03 毫克，≤ 0.05 毫克	>0.05 毫克
维生素B_2	≤ 0.1 毫克	>0.1 毫克，≤ 0.5 毫克	>0.5 毫克
维生素E	≤ 2.5 毫克	>2.5 毫克，≤ 4.5 毫克	>4.5 毫克
钙	≤ 105 毫克	>105 毫克，≤ 185 毫克	>185 毫克
磷	≤ 170 毫克	>170 毫克，≤ 255 毫克	>255 毫克
钾	≤ 220 毫克	>220 毫克，≤ 388 毫克	>388 毫克
钠	≤ 1000 毫克	>1000 毫克，≤ 1500 毫克	>1500 毫克
镁	≤ 30 毫克	>30 毫克，≤ 90 毫克	>90 毫克
铁	≤ 3 毫克	>3 毫克，≤ 5.1 毫克	>5.1 毫克
锌	≤ 3 毫克	>3 毫克，≤ 5 毫克	>5 毫克
硒	≤ 35 微克	>35 微克，≤ 60 微克	>60 微克
锰	≤ 0.1 毫克	>0.1 毫克，≤ 0.3 毫克	>0.3 毫克

图书在版编目（CIP）数据

向红丁　糖尿病巧算会吃 / 向红丁主编 . -- 南京：江苏凤凰科学技术出版社 , 2015.9

（汉竹 · 健康爱家系列）

ISBN 978-7-5537-4627-2

Ⅰ . ①向 … Ⅱ . ①向 … Ⅲ . ①糖尿病 – 食物疗法　Ⅳ . ① R247.1

中国版本图书馆 CIP 数据核字 (2015) 第 119955 号

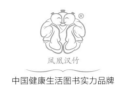

中国健康生活图书实力品牌

向红丁　糖尿病巧算会吃

主　　　编	向红丁
编　　　著	汉　竹
责 任 编 辑	刘玉锋　张晓凤
特 邀 编 辑	范佳佳　耿晓琴　武梅梅　段亚珍
责 任 校 对	郝慧华
责 任 监 制	曹叶平　方　晨

出 版 发 行	凤凰出版传媒股份有限公司
	江苏凤凰科学技术出版社
出版社地址	南京市湖南路 1 号 A 楼，邮编：210009
出版社网址	http://www.pspress.cn
经　　　销	凤凰出版传媒股份有限公司
印　　　刷	南京精艺印刷有限公司

开　　　本	715mm×868mm　1/12
印　　　张	16
字　　　数	300 千字
版　　　次	2015 年 9 月第 1 版
印　　　次	2015 年 9 月第 1 次印刷

标 准 书 号	ISBN 978-7-5537-4627-2
定　　　价	39.80 元

图书如有印装质量问题，可向我社出版科调换。